LA **FILOSOFIA** DEL **BENESSERE**

Discovery Publisher

Titolo originale: The Philosophy of Wellbeing
2014, Discovery Publisher

Per l'edizione italiana:
©2016, Discovery Publisher
Tutti i diritti riservati

Autore : Yogi Ramacharaka
Traduttore : Martina Laurenzo
Editore : Franco Cappello
Editore : Alessandra Cerioli
Caporedattore : Adriano Lucca

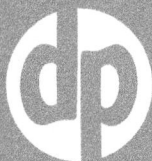

616 Corporate Way
Valley Cottage, New York, 10989
www.discoverypublisher.com
edition@discoverypublisher.com
facebook.com/discoverypublisher
twitter.com/discoverypb

New York • Paris • Dublin • Tokyo • Hong Kong

SOMMARIO

LA **FILOSOFIA** DEL **BENESSERE**

QUESTO LIBRO È RISPETTOSAMENTE DEDICATO
AGLI UOMINI SANI E ALLE DONNE SANE

Essi hanno seguito un determinato cammino consciamente o inconsciamente, per evolvere dall'infanzia ad una maturità sana e normale. Se anche voi (che forse non siete così in forma) iniziate a comportarvi allo stesso modo, non c'è ragione che vi impedisca di essere altrettanto sani. Questo libro è il nostro tentativo di mostrarvi cosa questi uomini e donne hanno fatto per essere come sono.

LEGGETE QUESTO LIBRO E FATE ALTRETTANTO,
PER QUANTO POTETE

Nel caso dubitiate della veridicità delle nostre affermazioni, cercate un gruppo di uomini e donne sani e osservateli attentamente: verificate che seguano (o meno) le indicazioni suggerite in questo libro — e che non lascino da parte le cose che vi abbiamo domandato di evitare. Siamo desiderosi di sottoporre i nostri insegnamenti a questa prova severa: mettetela in atto.

LA **FILOSOFIA** DEL **BENESSERE**

Capitolo 1
Che Cos'è la «Filosofia del Benessere»?

La scienza dello yoga si divide in diverse parti. Tra le diramazioni più importanti e meglio conosciute ci sono: 1) Lo *Hatha Yoga*; 2) Il *Raja Yoga*; 3) Il *Karma Yoga*; 4) Lo *Gnani Yoga*. Questo libro è dedicato esclusivamente alla prima fra queste. Non tenteremo d'inoltrarci in una descrizione delle altre, poiché saranno trattate nelle opere successive della serie.

Nella Filosofia del Benessere, lo *Hatha Yoga* è quel ramo che affronta il tema del corpo fisico — la sua cura, il suo benessere, la sua salute e la sua forza – e di tutto quello che contribuisce a mantenerlo nel suo stato naturale e normale di salute. Questa disciplina insegna un modo di vita naturale e dà voce ad una preoccupazione condivisa da molti nel mondo occidentale: «Fateci ritornare alla Natura». La differenza, è che lo yogi non ha bisogno di ritornarci, dato che ci si trova già, poiché ha sempre aderito alla natura e alle sue vie e non è stato accecato, né ingannato, dalla folle corsa verso l'esteriorità che ha portato le razze moderne e civilizzate a dimenticare l'esistenza della natura. Le mode e le ambizioni sociali non hanno intaccato la coscienza dello yogi – lui ride di fronte a queste cose, e le considera pagliacciate, giochi da bambini – egli non si è fatto sottrarre dalle braccia della natura, ma continua a coccolarsi attaccato al seno della sua buona madre, che gli ha sempre fornito nutrimento, calore e protezione. L'*Hatha Yoga* è in primo, in secondo e in ultimo luogo NATURA. Quando siamo confrontati ad una scelta tra metodi, progetti e teorie, cerchiamo di misurarli a questa pietra di paragone, chiedendoci: «Qual è la via naturale?». Scegliamo sempre ciò che ci sembra più conforme alla natura. Questo metodo tornerà utile ai nostri studenti, quando confrontati alle tante teorie, mode passeggere, metodi, piani e idee, oltre che alle diverse visioni della salute di cui il mondo occidentale è inondato. Per esempio, facendo credere loro di rischiare di perdere il proprio «magnetismo» venendo in contatto con il suolo, e gli si consiglia perciò di indossare suole e tacchi di gomma sotto le loro scarpe, e di dormire su letti «isolati» con piedi di vetro, per impedire alla natura (la madre Terra) di risucchiare loro il magnetismo che ella gli ha appena dato, lasciate che loro stessi si chiedano: «Che cosa la natura ha da dire su questo?». Poi, per trovare cosa dica la natura, lasciateli osservare se i piani della natura avessero potuto contemplare la fabbricazione e l'utilizzo di suole di gomma e di piedi di vetro per i letti. Lasciateli osservare se gli uomini forti, magnetici, pieni di vitalità facciano queste cose, se i popoli più vigorosi del mondo le abbiano mai fatte; lasciateli accorgersi se mai si siano sentiti indeboliti dopo essersi coricati sui letti erbosi, o se l'impulso naturale dell'uomo non sia quello di abbandonarsi nel seno della loro buona madre terra e di lanciarsi in una corsa sul manto erboso. Lasciateli osservare se l'impulso naturale della fanciullezza non sia quello di correre a piedi nudi, se delle calzature di gomma possano contribuire veramente al «magnetismo» o alla vitalità e così via. Citiamo questo solamente come esempio, non essendo nel nostro interesse perdere tempo a discutere dei meriti o dei demeriti delle suole in gomma e dei piedi di vetri per i letti come isolanti dal magnetismo. Un poco di osservazione insegnerà all'uomo che egli trae molto del suo magnetismo dalla terra, e che la terra è una batteria carica di esso, ansiosa e volonterosa di donarlo, lungi dall'esserne sprovvista e lungi dal volerne privare l'uomo, la sua creatura. Uno di questi predicatori della domenica ci verrà a insegnare presto che l'aria estrae il *Prana* dagli uomini invece di procurarglielo.

Dunque, in tutti i casi, mettete alla prova del «test della natura» tutte le teorie (la nostra inclusa), e se non sono conformi alla natura scartatele (la regola è sicura). La natura sa di cosa si tratta, è la nostra amica, non la nostra nemica.

Sono state scritte molte opere di valore sulle altre vie della Filosofia del Benessere, ma il soggetto dello *Hatha Yoga* è stato spesso espletato attraverso pochi e brevi riferimenti dalla maggior parte degli autori in materia. Questo è dovuto in larga parte al fatto che in India esiste una moltitudine di mendicanti ignoranti, della classe inferiore dei fachiri, che si spacciano per *Hatha Yogi*, ma che non hanno la minima idea dei principi soggiacenti a quella branca di yoga. Queste persone si accontentano di riuscire a controllare alcuni muscoli involontari del corpo (cosa possibile per chiunque dedichi a questa attività le energie ed il tempo necessari), acquisendo così l'abilità di eseguire certi «trucchi» anormali che esibiscono per divertire ed intrattenere, o disgustare, i viaggiatori occidentali. Alcune tra le loro imprese sono degne di meraviglia (se considerate dal punto di vista della curiosità), e questi artisti potrebbero benissimo candidarsi ad un posto remunerato nei *dime museum*[1] americani, a tal punto le loro prodezze sono simili a quelle dei *freaks*[2] occidentali. Abbiamo udito queste persone esibire con orgoglio trucchi e abilità, come per esempio la capacità di invertire l'azione peristaltica dell'intestino e delle viscere e i movimenti di deglutizione dell'esofago, così da donare una disgustosa esibizione del completo capovolgimento dei normali processi di quelle parti del corpo: oggetti inseriti nel colon possono essere portati in alto ed espulsi dall'esofago etc. Dal punto di vista medico questo è estremamente interessante, ma per il profano è una cosa disgustosa e indegna di un uomo. Le altre «prodezze» di questi suddetti *Hatha Yogi* sono a livello dell'esempio che abbiamo appena dato con riluttanza, e non siamo a conoscenza di nulla, nelle loro esibizioni, che sia del minimo interesse o beneficio per l'uomo o la donna in cerca di mantenere un corpo sano, normale, naturale. Questi mendicanti sono alla stregua di quella classe di fanatici che in India assumono il titolo di *yogi* e che rifiutano di lavare il corpo per ragioni religiose, siedono mantenendo un braccio alzato fino ad atrofizzarlo, fanno crescere le loro unghie fino a trafiggere le loro mani, siedono così immobili che gli uccelli fanno il nido tra le loro capigliature, oppure si esibiscono in altri numeri ridicoli. Questo, per poter passare da «uomini santi» agli occhi del popolo ignorante e venir nutriti da esso, pensando in tal modo la classe ignorante di potersi guadagnare una futura ricompensa. Queste persone sono dunque o truffatori di rango o fanatici auto-illusi, e sono sullo stesso livello di una certa classe di mendicanti, presente nelle grandi città europee ed americane, che esibiscono le loro ferite auto inflitte e le loro false deformità per poter torcere spiccioli dai passanti, che voltano la testa e lanciano le monetine per sbarazzarsi di quello spettacolo. Le persone che abbiamo appena menzionato sono guardate con pena dai veri *yogi*, che considerano L'*Hatha Yoga* come un ramo importante della loro filosofia. Esso può dare all'uomo un corpo sano: un buon strumento col quale lavorare, un tempio appropriato per lo spirito.

In questo libro abbiamo tentato di esporre in una forma semplice e lineare i principi fondamentali dello *Hatha Yoga*, trattando in particolare il piano della vita fisica e tentando di mostrare le ragioni fondanti di ogni ulteriore piano. In primo luogo, abbiamo ritenuto necessario spiegare le varie funzioni del corpo secondo la fisiologia occidentale, e successivamente indicare piani e metodi della natura, ai quali si dovrebbe sottostare il più possibile. Questo non è un manuale di medicina e non contiene nulla a riguardo: non sono indicate qui delle cure per le malattie, ma piuttosto, in alcuni casi, delle indicazioni per ritornare ad uno stato naturale. La nota fondamentale di questo libro è *l'uomo sano*, il suo scopo principale quello di aiutare le persone ad adeguarsi allo standard dell'uomo normale. Ma ciò che crediamo mantenga in salute un uomo sano può rendere sano anche un uomo malato. L'*Hatha Yoga* incoraggia uno stile di vita naturale, sano e normale, che, se se seguito, sarà di beneficio a chiunque; promuove un ritorno a metodi naturali, preferibili a quelli che si sono diffusi attorno a noi, tra le nostre abitudini di vita artificiali.

Questo libro è semplice – molto semplice – talmente semplice, infatti, che molti lo metteranno probabilmente da parte, non contenendo esso niente di nuovo o stupefacente. Molti si sarebbero aspettati un qualche racconto meraviglioso, dei trucchi miracolosi dei fachiri, per poter dare loro la possibilità di replicarli. Abbiamo il dovere di comunicare a queste persone che questo libro non è niente del genere. Non vi diremo come assumere settantaquattro posture diverse, né come estrarre del lino attraverso l'intestino per «pulirlo» (in contrasto ai piani della natura) o come arrestare il battito cardiaco, o, infine, come eseguire «trucchi» coi vostri organi interni. Non un briciolo di questi insegnamenti troverà qui spazio. Vi diremo come controllare un organo ribelle per riportarlo al suo corretto funzionamento, e molte altre cose a proposito del controllo di una parte involontaria che ha deciso di non funzionare più. Abbiamo trattato questi temi con la sola idea di fondo di rendere l'uomo una creatura sana, non di fare di lui un fenomeno da baraccone. Non abbiamo parlato molto della malattia. Abbiamo preferito mantenere il nostro sguardo sull'*uomo sano* e la *donna sana*, chiedendovi di osservarli bene e notare ciò che li rende e li mantiene sani. Richiameremo poi la vostra attenzione su ciò che fanno e su come lo fanno. Ancora, vi diremo di andare e fare altrettanto, per poter essere come loro. Questo è «solo» il nostro intento, ma si realizzerà dal momento che tutto ciò che potrà essere fatto per voi, lo farete voi stessi.

Nei capitoli successivi, parleremo delle ragioni per cui gli yogi si prendono cura del corpo e, inoltre, dei principi fondamentali dello *Hatha Yoga* — quel «credo» in un'intelligenza che sta dietro ogni forma di vita, la fiducia che il grande *principio vitale* porti avanti la sua opera, la convinzione che se ci basiamo esclusivamente su quel grande principio, e gli permettiamo di operare attraverso di noi, tutto sarà sistemato per i nostri corpi. Leggete oltre, e vedrete che cosa stiamo cercando di dirvi – riceverete il messaggio che siamo stati incaricati di consegnarvi. In risposta alla domanda che intitola questo capitolo: «Che cos'è L'*Hatha Yoga*?», noi rispondiamo: leggete questo libro fino alla fine, e capirete un poco di cosa si tratta veramente. Per scoprirlo fino in fondo dovrete mettere in pratica i precetti di questo libro, e così facendo avrete un'ottima partenza sulla strada diretta alla conoscenza che cercate.

[1] Letteralmente. *Musei da quattro soldi* (i *dime* sono i dieci centesimi di dollaro). Istituzioni popolari alla fine del diciannovesimo secolo negli Stati Uniti d'America, destinate all'intrattenimento delle classi dei lavoratori.
[2] *Fenomeni da baraccone.*

Capitolo 2
Lo Sguardo dello Yogi sul Mondo Fisico

Ai neofiti, la Filosofia del Benessere presenterà l'apparente anomalia di un insegnamento che, tenendo sempre presente che il corpo fisico è materiale e non è nulla se confrontato agli alti principi dell'uomo, allo stesso tempo dedica molta cura e importanza ad istruire i suoi discepoli allo sviluppo di un'attenzione accurata verso il corpo, del suo nutrimento, verso l'esercizio fisico e verso un miglioramento del corpo stesso in generale. In effetti, un'intera branca degli insegnamenti yoga, lo *Hatha Yoga*, è dedicata proprio alla cura del corpo, ed è piuttosto dettagliata per quanto riguarda le istruzioni fornite agli studenti riguardo ai principi dell'allenamento fisico e dello sviluppo.

Alcuni viaggiatori occidentali in oriente, che hanno potuto osservare la cura che gli yogi accordano al loro corpo ed il tempo e l'attenzione che dedicano a questo compito, sono saltati alla conclusione che la Filosofia del Benessere sia una mera forma orientale della cultura del corpo, sicuramente meglio studiata della nostra, ma senza niente di spirituale. Questo è ciò che si deduce fermandosi alle apparenze, senza tentare di dare uno sguardo «dietro le quinte».

E' inutile spiegare ai nostri studenti la vera ragione dell'attenzione che gli yogi hanno per il corpo, né abbiamo bisogno di giustificarci per la pubblicazione di questo libro, che ha per suo fine l'istruzione degli studenti dello yoga verso la cura e lo sviluppo scientifico del corpo fisico.

Gli yogi credono, come sapete, che l'uomo reale non sia il suo corpo. Essi sanno che l'io immortale, del quale ogni essere umano è cosciente a un livello più o meno elevato, non è il corpo che occupa e che utilizza. Sanno che il corpo non rappresenta altro che una serie di abiti che lo spirito indossa e dismette di volta in volta. Conoscono il corpo per quello che è, e non si ingannano con la credenza che esso sia l'uomo reale. Allo stesso tempo, sanno anche che il corpo è lo strumento nel quale e attraverso il quale lo spirito si manifesta e opera. Sanno che l'incarnazione è necessaria alla manifestazione dell'uomo e alla sua crescita in questo particolare stadio del suo sviluppo. Sanno che il corpo è il tempio dello spirito. Di conseguenza, essi credono che la cura e lo sviluppo del corpo siano un compito egualmente degno rispetto allo sviluppo delle parti superiori dell'uomo, poiché, con un corpo malaticcio e non perfettamente sviluppato, la mente non può funzionare adeguatamente, né può tale strumento (il corpo) esser utilizzato al meglio dal proprio maestro, lo spirito.

È vero che lo yogi va oltre questo punto, e insiste che il corpo sia posto sotto il perfetto controllo della mente – in maniera tale che lo strumento sia finemente regolato per essere reattivo al tocco della mano del maestro. Ma lo yogi è consapevole che il più alto grado di reattività da parte del corpo può essere ottenuto solo quando esso è ben curato, nutrito e sviluppato. Il corpo ottimamente allenato dev'essere in primo luogo un corpo forte e sano. È per queste ragioni che lo yogi dona una così grande attenzione e cura alla parte fisica della sua natura; ed è per la stessa ragione che il sistema orientale della cultura fisica forma una parte della scienza yogi dello *Hatha Yoga*.

Il culturista occidentale sviluppa il proprio corpo con un fine meramente estetico, cedendo spesso all'identificazione con esso. Lo yogi, invece, sviluppa il proprio corpo conoscendo la sua natura strumentale rispetto alla parte reale di sé, ed unicamente al fine di utilizzarlo nella sua crescita spirituale. Il culturista si accontenta di eseguire dei movimenti meccanici e degli esercizi per sviluppare i muscoli. Lo yogi inserisce la mente nell'attività, e sviluppa così non solo i muscoli, ma ogni parte del suo corpo, organi e cellule compresi. Egli ottiene il controllo di ogni parte del suo corpo, e acquista la padronanza della parte involontaria del suo organismo così come di quella volontaria, della quale il culturista medio ignora l'esistenza.

Abbiamo fiducia nel portare all'attenzione dello studente occidentale la via degli insegnamenti yogi riguardo al perfezionamento del corpo fisico, essendo sicuri che chi ci seguirà coscienziosamente sarà ampiamente ricompensato, per il suo tempo e per i suoi sforzi. Egli acquisterà

un sentimento di padronanza su di un corpo splendidamente sviluppato, di cui si sentirà fiero come il maestro violinista si sente fiero del suo
Stradivari, che risponde con un intelligenza quasi umana al tocco del
suo arco, lo stesso sentimento di padronanza che permette al maestro
artigiano di creare magnifici artefatti per il mondo.

Capitolo 3
L'Opera del Divino Architetto

La filosofia Yoga insegna che Dio dona ad ogni individuo una macchina fisica adatta alle sue esigenze, fornendogli anche i mezzi per tenerla in ordine e ripararla nel caso in cui, per negligenza, questa dovesse diventare inefficiente. Gli yogi vedono nel corpo umano l'artefatto di una grande Intelligenza, e nell'organismo una macchina in moto la cui concezione e funzionamento testimoniano un'infinita cura e saggezza. Sono consapevoli che il corpo *esiste* grazie a questa grande Intelligenza, la quale opera ininterrottamente attraverso di esso, in modo che finché l'individuo segue il corso della Legge Divina, viva di conseguenza in forza e salute. Allo stesso modo, quando l'uomo contravviene a tale legge, ne conseguono disarmonia e malessere, ed è ridicolo supporre che questa grande Intelligenza abbia permesso al meraviglioso corpo umano di esistere per poi allontanarsi da esso e abbandonarlo al suo destino, poiché l'Intelligenza continua a dirigere ogni funzione del corpo e di Essa non si deve avere paura, ma piena fiducia.

Questa Intelligenza, la cui manifestazione viene chiamata ad esempio «natura» o «principio vitale», è sempre attenta a riparare danni, curare ferite, ricongiungere ossa rotte, espellere sostanze nocive accumulatesi nell'organismo, e agendo in mille altri modi per mantenere la macchina in buone condizioni. Molte di quelle che chiamiamo malattie sono in realtà azioni benefiche della natura destinate a liberarci di sostanze tossiche che abbiamo lasciato entrare e restare nel nostro organismo.

Cerchiamo di capire cos'è in realtà questo corpo. Supponiamo che un'anima sia in cerca di un mezzo per vivere questa fase della sua esistenza. Gli esoterici sanno che affinché l'anima si manifesti in determinati modi, essa necessita di un'abitazione carnale. Vediamo cosa si intende per anima che ha bisogno di un corpo, e verifichiamo poi se la natura gli ha fornito o meno ciò di cui necessita.

In primo luogo, all'anima serve uno strumento di pensiero altamente organizzato, una stazione di controllo dalla quale dirigere le azioni del corpo. La natura le fornisce dunque quello splendido strumento che è il cervello, del quale noi, al momento, immaginiamo le potenzialità solo in minima parte. A questo stadio della sua evoluzione, l'uomo non utilizza che una piccola porzione del suo cervello. Per la parte inutilizzata, si attende l'evoluzione della specie.

In secondo luogo, l'anima ha bisogno di organi destinati alla ricezione e alla registrazione delle varie forme di impulsi dall'esterno. La natura interviene fornendole occhi, orecchie, naso, organi del gusto e nervi attraverso i quali si percepiscono le sensazioni. La natura custodisce gli altri sensi, fino a quando la specie umana non ne sentirà il bisogno.

In seguito, sono richiesti mezzi di comunicazione tra il cervello e le diverse parti del corpo. La natura ha «collegato» il corpo in modo meraviglioso grazie ai nervi. Il cervello telegrafa su questi fili le istruzioni a tutte le parti del corpo, inviando gli ordini a cellule e organi, e richiedendo sempre immediata obbedienza. Il cervello riceve da tutte le parti del corpo telegrammi che ad esempio lo avvertono di un pericolo, chiedono aiuto o segnalano un malessere.

Il corpo deve poi disporre di mezzi per muoversi nel mondo: ha superato le tendenze vegetali ereditate, e vuole *andare avanti*. Oltre a questo, vuole raggiungere le cose e sfruttarle a proprio vantaggio. A tale scopo, la natura ha provveduto con arti, e muscoli e tendini per farli funzionare.

Inoltre, al corpo serve una struttura per conservare la forma, resistere agli urti, avere forza e stabilità, nonché per sostenersi. La natura provvede quindi con la struttura ossea conosciuta anche come scheletro, un marchingegno davvero affascinante, che vale la pena di essere studiato.

Pertanto, l'anima ha bisogno di un mezzo di comunicazione fisico con le altre anime incarnate. La natura le dà modo di comunicare attraverso gli organi della parola e dell'udito.

Al corpo serve un modo per trasportare i pezzi di ricambio in tutto l'organismo per costruire, sostituire, riparare e rinforzare tutte le parti. Allo stesso tempo, ha bisogno di un mezzo attraverso il quale le sostanze di scarto possano essere portate all'inceneritore, per poi essere bruciate ed espulse dall'organismo. La natura ci ha fornito il sangue, vettore di vita – con le arterie e le vene attraverso le quali scorre avanti e indietro svolgendo il suo compito – e i polmoni per ossigenare il sangue e bruciare le sostanze di scarto.

Siccome il corpo ha bisogno di sostanze dall'esterno con le quali sia possibile costruire e riparare le sue parti, la natura gli fornisce i mezzi per mangiare il cibo, digerirlo, estrarne le sostanze nutritive, convertirlo in forma assimilabile ed espellerne le parti di scarto.

Infine, il corpo è dotato dei mezzi per riprodurre la sua specie e procurare ad altre anime un'abitazione carnale.

Vale davvero la pena di trascorrere del tempo a studiare l'affascinante meccanismo e funzionamento del corpo umano. Da questo studio si ricava una comprensione più completa e reale dell'effettivo intervento della grande Intelligenza nella natura, osservando il grande principio vitale in azione: non si tratta di una cieca fatalità o un caso fortuito, bensì dell'opera di una Suprema Intelligenza.

Una volta imparato ad avere fiducia nella Suprema Intelligenza, e a credere che ciò che ci ha condotto verso l'esistenza fisica ci guiderà durante la vita, si potrà essere certi che la forza che ci ha presi in custodia *allora* continua a farlo *adesso*, e lo farà *sempre*.

Se ci apriremo per ricevere l'influsso del grande principio vitale, ne riceveremo i suoi benefici. Al contrario, se lo temiamo o non avremo fiducia in lui, sarà come chiudergli la porta in faccia e non potremo che soffrirne.

Capitolo 4
L'Energia Vitale, la Nostra Migliore Amica

Molte persone fanno l'errore di considerare la Malattia come un'entità, un essere reale, un antagonista della Salute. Questo è inesatto, in quanto la Salute è lo stato naturale dell'Uomo, mentre la Malattia è semplicemente l'assenza di Salute. Se una persona si attiene alle leggi della Natura non si ammalerà.

La violazione di alcune di queste leggi produce una condizione di anormalità, favorendo la manifestazione di determinati sintomi: ad essi vengono attribuiti i nomi delle malattie. In realtà, quelle che chiamiamo Malattie sono semplicemente il risultato dello sforzo che la Natura compie per rimuovere, o eliminare, una condizione anormale, in modo da poter ripristinare il normale funzionamento.

Siamo propensi a considerare e parlare della Malattia come di un'entità. Affermiamo che «lei» ci attacca e si stabilisce in un organo, che prosegue la sua corsa e che è terribilmente maligna, oppure che è abbastanza mite, che resiste ostinatamente ad ogni trattamento, che produce attivamente, ecc ecc. Ne parliamo come se fosse un'entità provvista di carattere, temperamento e qualità vitali, la consideriamo come qualcosa che prende possesso di noi e usa i propri poteri per distruggerci. Parliamo di lei come se avessimo un lupo nell'ovile (o una volpe nel pollaio, o un topo in soffitta), e ci apprestassimo a combatterla come faremmo con uno degli animali citati. Ci sforziamo di eliminarla, o per lo meno di spaventarla.

La natura non è volubile, né inaffidabile. La vita si manifesta all'interno del corpo perseguendo leggi consolidate, proseguendo il suo corso lentamente, crescendo fino a raggiungere il proprio apice per poi gradualmente intraprendere un declino che porterà il corpo, con il tempo, ad essere messo da parte come un vecchio abito usato, e l'anima ad abbandonare la sua missione di svilupparlo ulteriormente. La Natura vuole che l'uomo si separi dal proprio corpo solo al raggiungimento della vecchiaia; gli Yogi sanno che se le leggi della natura sono rispettate sin dalla prima infanzia, le morti per malattia di un giovane o di un adulto di media età saranno tanto rare quanto quelle causate da incidenti.

All'interno di ogni corpo fisico esiste una certa Energia Vitale che fa costantemente del suo meglio per noi, nonostante lo spericolato modo in cui violiamo i principi cardinali del vivere correttamente. Molte di quelle che chiamiamo malattie sono invece un'azione difensiva di questa energia vitale, un rimedio. Non si tratta di un'azione negativa ma piuttosto di una reazione positiva da parte dell'organismo vivente. L'azione è anormale, perché anormali sono le condizioni, ma l'integralità dello sforzo recuperativo effettuato dall'energia vitale è svolto nell'intenzione di ristabilire le condizioni normali.

Il primo grande principio dell'energia vitale è quello dell' *autoconservazione*. Questo principio è sempre preponderante, in qualunque forma di vita. Sotto la sua influenza gli uomini e le donne si attraggono, l'embrione e il neonato sono provvisti di nutrimento, la madre è in grado di sopportare le pene della gravidanza, i genitori sono spinti a offrire rifugio e protezione alla prole anche nelle circostanze più avverse... perché? Perché tutto questo è manifestazione dell'istinto di *conservazione della specie*.

L'istinto di conservazione della vita individuale è egualmente forte. «L'uomo darebbe tutto quello che possiede per la propria vita», dice lo scrittore, e sebbene non sia totalmente vero per quanto riguarda l'uomo evoluto, è abbastanza vero da permetterci di illustrare il principio di autoconservazione. Tale istinto non appartiene all'Intelletto, ma è radicato tra i fondamenti dell'essere. E' un istinto che spesso *domina* l'Intelletto: fa si che l'uomo corra «a gambe in spalla» qualora abbia fermamente deciso di rimanere in una situazione pericolosa, porta il naufrago a violare alcuni principi basilari della civilizzazione inducendolo a uccidere e mangiare i propri compagni e berne il sangue, ha reso bestie selvagge gli uomini nel terribile «buco nero», e in molte e diverse situazioni ha affermato la propria supremazia. Agisce sempre per avere vita, sempre più vita, e per avere salute, sempre più salute. Spesso ci rende malati per renderci più sani, induce la malattia per liberarci dalla sporcizia che la nostra disattenzione o sciocchezza ha permesso di introdurre nel sistema.

Il principio di autoconservazione attivato dell'Energia Vitale ci spinge inoltre a muoverci in direzione della salute, con la stessa sicurezza con cui l'influsso che agisce sull'ago magnetico lo porta ad indicare il nord. Possiamo guardare altrove, non prestare ascolto all'impulso, ma lo stimolo è sempre presente.

Lo stesso istinto che esiste in noi è presente nel seme: è grazie a lui che il piccolo germoglio fuoriesce, spesso smuovendo pesi infinitamente maggiori del proprio per vedere la luce del sole. Lo stesso impulso spinge l'alberello a scagliarsi verso l'alto attraverso la terra, o le radici a diffondersi al di sotto e al di fuori del suolo. In tutti i casi, sebbene la direzione sia diversa, ogni movimento è verso la direzione *giusta*. Se ci siamo tagliati, l'Energia Vitale inizia a guarire la ferita lavorando con la sua meravigliosa sagacia e precisione. Se ci rompiamo un osso, tutto quello che noi (o il chirurgo) dobbiamo fare è rimettere le ossa nella giusta posizione e mantenervele, mentre la grande Energia Vitale risalda insieme le parti fratturate. Se cadiamo, o se ci strappiamo un legamento o un muscolo, tutto ciò che possiamo fare è agire con riguardo mentre l'Energia Vitale inizia il suo lavoro cercando nel sistema ciò di cui ha bisogno per riparare il danno.

Ogni medico sa, e insegna nelle proprie scuole, che se un uomo è in buone condizioni fisiche la sua Energia Vitale gli permetterà di ristabilirsi da quasi tutte le condizioni, ad eccezione dei casi di compromissione degli organi vitali. Quando il sistema fisico è guasto il recupero è molto più difficile – sebbene non impossibile, proporzionalmente a quanto l'Energia Vitale è compromessa e a quanto avverse sono le condizioni in cui questa deve agire. Ma potete stare certi che, in qualunque situazione, l'Energia Vitale farà sempre del suo meglio per voi. Qualora non possa fare tutto ciò che vorrebbe, o non raggiunga gli obiettivi sperati, si adatterà alle circostanze e continuerà a fare del suo meglio. Datele una mano e vi riporterà in perfetta salute; costringetela a irrazionali o innaturali modi di vita e continuerà ad aiutarvi a venirne fuori, sarà con voi fino in fondo, al meglio delle sue capacità, a dispetto della vostra ingratitudine o ignoranza. Combatterà per voi fino alla fine. Il principio di *adattamento* si manifesta in tutte le forme di vita. Un seme caduto nella crepa di una roccia, giunto il momento di germogliare, o si spreme nella forma della roccia oppure, se abbastanza forte, spacca la roccia in due e raggiunge la sua forma normale. Nel caso dell'Uomo, che è in grado di vivere e prosperare in ogni clima e condizione, l'Energia Vitale gli ha permesso di adattarsi alle varie situazioni e, quando non riesce a spaccare la roccia, permette al germoglio di emergere in forme forse un po' distorte, ma vive e robuste.

Nessun organismo può ammalarsi se si rispettano le buoni condizioni per la salute. La salute è vita in condizioni normali, mentre la malattia è vita in condizioni anormali. Le circostanze che permettono all'uomo di crescere sano e vigoroso sono necessarie a mantenerlo in salute e vigore. Offritele buone condizioni, e l'Energia Vitale farà il suo miglior lavoro; datele condizioni sfavorevoli, e l'Energia Vitale riuscirà comunque a manifestarsi, ma in modo impreciso, e poco o molto di ciò che chiamiamo malattia inizierà a manifestarsi. Viviamo in una società che ci impone un più o meno innaturale stile di vita, e l'Energia Vitale fa fatica a fare del suo meglio come vorrebbe. Non beviamo né mangiamo naturalmente, non dormiamo naturalmente, non respiriamo né ci vestiamo naturalmente. Abbiamo fatto tante cose che non avremmo dovuto fare, non abbiamo fatto quelle che avremmo dovuto, e non c'è Salute in noi – o, dovremmo aggiungere, la poca che possiamo aiutare.

Ci siamo soffermati sul tema dell'affabilità dell'Energia Vitale in quanto tema scarsamente trattato da coloro che non svolgono studi specifici in materia. Questo discorso è parte della Filosofia dell'Hata Yoga, ampiamente considerata dagli Yogi durante la loro vita. Essi sono consapevoli di trovare una buona amica ed una forte alleata nell'Energia Vitale, permettendole di fluire liberamente attraverso di loro ed interferendo il meno possibile con le sue azioni. Sanno che l'Energia Vitale è costantemente attiva per il loro benessere e per la loro salute, e vi ripongono la più grande fiducia.

Gran parte del successo dell'Hata Yoga risiede nei suoi metodi, ragionati, di permettere all'Energia Vitale di agire liberamente e senza ostacoli:

la maggior parte dei suoi esercizi è volta a questo scopo. Cancellare le tracce dell'ostruzione e permettere al carro dell'Energia Vitale di proseguire il suo cammino su una strada libera e pulita è l'intento dell'Hata Yoga. Seguite i suoi precetti e il vostro corpo starà bene.

Capitolo 5
Il Laboratorio del Corpo

Questo volume non è un manuale di fisiologia, ma poiché sembra che la maggior parte dei lettori abbia un'idea vaga, o non ne abbia affatto, riguardo la natura, le funzioni e l'utilizzo dei diversi organi del proprio corpo, pensiamo sia utile dire qualcosa riguardo gli organi fondamentali del corpo, quelli cioè che si occupano della digestione e dell'assimilazione degli alimenti come fonte di nutrimento per il corpo, e che fanno funzionare il laboratorio del sistema.

Il primo ingranaggio della macchina umana della digestione che andiamo ad analizzare è quello dei denti. La natura ci ha dotato di denti per mordere il cibo, per triturarlo in piccoli pezzi che possano essere correttamente digeriti tramite la saliva e i succhi gastrici. Dopodiché, l'organismo può facilmente assimilare e assorbire le qualità nutritive del cibo, giunto ormai allo stato liquido. Questa potrebbe sembrare una di quelle vecchie storie che vengono ripetute incessantemente, ma quanti di voi conoscono la vera ragione per cui abbiamo i denti? Le persone inghiottiscono il cibo come se i denti fossero una semplice decorazione, e spesso agiscono come se la Natura le avesse dotate di un ventriglio, come agli uccelli, tramite cui poter triturare gli alimenti ingurgitati. È importante ricordare che i denti servono a qualcosa, ed è anche necessario riflettere sul fatto che se la Natura avesse voluto farci inghiottire il cibo, ci avrebbe dotato di un ventriglio invece che di denti. Abbiamo molto da dire sull'uso appropriato dei denti, poiché essi sono in stretto rapporto con il principio vitale dello Hatha Yoga, che vedremo più avanti.

L'organo successivo che andiamo ad analizzare è quello delle ghiandole salivari. In tutto possediamo sei ghiandole, quattro delle quali situate tra la lingua e la mandibola, e due, da entrambi i lati, tra la guancia e l'orecchio. La loro funzione più conosciuta è quella di produrre o secernere saliva che, al momento opportuno, affluisce da alcuni canali in diverse zone della bocca per mescolarsi al cibo masticato. Una volta che gli alimenti sono stati ridotti in parti ancora più piccole, la saliva li può imbere completamente e agire con maggiore efficacia. La saliva inumidisce il cibo rendendolo più facile da ingoiare, ma questo è solo un semplice effetto che risulta dalla sua reale funzione: quella più conosciuta (ma anche la più importante secondo gli insegnamenti della scienza occidentale) di provocare una reazione chimica che trasforma le molecole di amido degli alimenti in zucchero, avviando così la prima tappa della digestione.

Ma c'è anche un'altra storia ricorrente. Tutti conoscete la saliva, ma quanti di voi mangiano in modo da permettere che la natura metta in pratica quello per cui la saliva è stata creata? Ingoiate il vostro boccone dopo averlo masticato per un po' e annullate gli obiettivi della Natura, in cui essa ha investito tanti sforzi e per cui ha fabbricato una macchina così delicata e magnifica. Ma la Natura riesce comunque «vendicarsi» del disprezzo e dell'indifferenza di cui date prova nei suoi confronti, la Natura ha un'ottima memoria e torna sempre a riscuotere i suoi debiti.

Non dobbiamo dimenticare la lingua, la fedele amica a cui spesso affidiamo l'ignobile compito di assisterci nel pronunciare parole di rabbia, partecipare ai pettegolezzi, mentire, riflettere, giudicare e infine, soprattutto, lamentarci.

La lingua svolge uno dei compiti principali nell'alimentazione del nostro corpo. A parte effettuare una certa quantità di movimenti meccanici quando mangiamo, utili a spostare il cibo e a deglutire, rappresenta l'organo del gusto e permette di giudicare gli alimenti che chiedono di avere accesso allo stomaco.

Avete trascurato l'uso previsto dei denti, delle ghiandole salivari e della lingua, e di conseguenza essi non hanno potuto svolgere il loro compito. Se darete loro la giusta fiducia e tornerete a mangiare in modo sano e normale, vedrete che essi ricambieranno con piacere e gioia questa fiducia e potranno lavorare al meglio delle loro capacità. Essi sono buoni amici e servitori, ma per dare il meglio di sé, hanno bisogno di sicurezza, hanno bisogno che si creda in loro e che ci si assuma le proprie responsabilità.

Il cibo, dopo esser stato masticato, viene imbevuto di saliva, ingoiato, e successivamente passa nella gola fino ad arrivare allo stomaco. La parte inferiore della gola, l'esofago, effettua una contrazione muscolare che spinge i pezzi di cibo verso il basso: questo movimento fa parte di quella che si chiama *deglutizione*. Il processo che ha lo scopo di trasformare l'amido contenuto negli alimenti in zucchero, o glucosio, avviato in bocca dalla saliva, continua quando l'alimento passa nell'esofago e si conclude, o quasi, raggiungendo lo stomaco. È un fatto che deve essere preso in considerazione quando si studiano i benefici di un'abitudine alimentare ponderata poiché, se il cibo è masticato e ingoiato rapidamente, raggiungerà lo stomaco senza avere completato la fase della reazione chimica legata alla saliva, e si presenterà così in uno stato inappropriato alle tappe successive previste dalla Natura.

Lo stesso stomaco è un sacco a forma di pera che si può riempire per circa un quarto della sua capacità e, in base alle situazioni, anche di più. Gli alimenti entrano nello stomaco tramite l'esofago, nel lato superiore sinistro, esattamente sotto il cuore. Escono poi dallo stomaco dal lato inferiore destro ed entrano nell'intestino tenue grazie ad una sorta di valvola, una costruzione straordinaria che permette al contenuto dello stomaco di attraversarla facilmente, impedendo allo stesso tempo l'ingresso nello stomaco di elementi provenienti dall'intestino tenue. Tale valvola è conosciuta con il nome di *sfintere pilorico* o *orifizio pilorico*. La parola *piloro* deriva da un termine greco che significa «guardiano della porta», lo sfintere agisce infatti come fosse un soldato che non abbassa mai la guardia.

Lo stomaco costituisce un grande laboratorio chimico in cui gli alimenti subiscono reazioni chimiche perché possano essere accettati dal sistema. Successivamente vengono trasformati in elementi nutritivi che diventano sangue ricco e rosso che circola in tutto il corpo, costruendo, riparando, rinforzando e alimentando ogni parte e organo del corpo umano.

L'«interno» dello stomaco è ricoperto da una delicata mucosa composta da minuscole ghiandole che si aprono nello stomaco, e attorno alle quali si trova una rete finissima di vasi sanguigni dalle pareti molto sottili. Queste minuscole ghiandole producono, o secernono, quel meraviglioso liquido chiamato succo gastrico, un liquido assai potente che agisce come solvente per la materia azotata propria degli alimenti. Allo stesso modo scioglie lo zucchero, o glucosio, risultante dalla trasformazione dell'amido tramite l'azione della saliva, già descritta in precedenza. Si tratta di un liquido piuttosto acido, composto dall'enzima della pepsina, il suo agente attivo, che gioca un ruolo importantissimo nel processo di digestione.

In una persona normale e in buona salute, in ventiquattro ore lo stomaco produce o secerne circa quattro litri di succhi gastrici, e ne utilizza altrettanti nel corso della digestione. Quando gli alimenti arrivano nello stomaco, le piccole ghiandole sopracitate versano la giusta quantità di succhi gastrici che si amalgano alla massa di cibo presente nello stomaco. Esso effettua poi una sorta di mescolamento che combina gli alimenti ridotti in poltiglia avanti e indietro, sui lati, girandoli e rigirandoli, impastandoli e mescolandoli, fino a che i succhi gastrici abbiano impregnato del tutto la massa. Lo Spirito Istintivo fa miracoli nei movimenti dello stomaco e funziona come un meccanismo ben oliato.

Se lo stomaco riceverà alimenti perfettamente preparati, ben masticati e correttamente mescolati alla saliva, allora la macchina sarà in grado di dare risultati ottimali. Ma nel caso in cui, come avviene spesso, il cibo sia di una qualità non idonea allo stomaco umano, oppure non sia stato masticato a sufficienza, o se lo stomaco è stato rimpinzato da un proprietario eccessivamente goloso, insorgeranno delle complicazioni. In questo caso, invece di una normale digestione, lo stomaco non sarà in grado di effettuare il suo lavoro e ne risulterà una *fermentazione*. Esso diventerà il recipiente di una massa in fermentazione, in putrefazione e in decomposizione, e avremo in questo caso un vero e proprio *brodo di coltura*. Se le persone potessero veramente immaginare la fossa settica che hanno nel loro stomaco, smetterebbero di fare spallucce e di avere l'aria annoiata ogni volta che si ritorna sull'argomento delle abitudini alimentari sane e razionali.

Il fermento della putrefazione, generato da abitudini alimentari anormali, spesso diventa cronico e causa una malattia che si manifesta con sintomi dal nome *dispepsia* o altri problemi simili. Dopo il pasto tale fermento rimane a lungo nello stomaco, e all'arrivo del pasto successivo, la fermentazione prosegue fino a fare dello stomaco un vero *brodo di coltura* costantemente attivo. Naturalmente, questa malattia proviene da un difetto nel regolare funzionamento dello stomaco, la cui mucosa diviene viscosa, sensibile, fina e fragile. Le ghiandole vengono ostruite e lo strumento dello stomaco si degrada e va in tilt. In un caso simile, il cibo digerito a metà passa nell'intestino tenue, contaminato da acidi risultanti dalla fermentazione, che porta ad avere un sistema sempre più alterato e mal nutrito.

La massa di cibo, impregnata di succhi gastrici che si sono riversati e mescolati con essa, esce dallo stomaco dall'orifizio pilorico situato nella parte inferiore destra dello stomaco e fa il suo ingresso nell'intestino tenue.

L'intestino tenue è un canale simile ad un tubo avvolto su se stesso per occupare relativamente un minimo spazio poiché misura circa sette metri di lunghezza. La sua mucosa è ricoperta da un rivestimento villoso, caratterizzato da pieghe per la maggior parte della sua lunghezza, il quale effettua un movimento di «contrazione» cullando avanti e indietro i fluidi intestinali, rallentando il passaggio degli alimenti e creando una superficie più ampia per la secrezione e l'assorbimento. Tale rivestimento della mucosa è costituito da una moltitudine di minuscole protuberanze, come la superficie di un peluche, che sono dette *villi* intestinali. Più avanti vi illustrerò il loro ruolo.

Nel momento in cui il cibo arriva all'intestino tenue, entra in contatto con un liquido detto bile, che lo imbeve e si mescola completamente con esso. La bile è una secrezione del fegato, che è immagazzinata e pronta all'uso in una robusta sacca detta vescicola biliare. Il suo compito è quello di aiutare i succhi pancreatici a preparare l'assorbimento delle materie alimentari grasse, di assistere nella prevenzione della decomposizione e della putrefazione del cibo nel corso del suo passaggio nell'intestino tenue, e di neutralizzare i succhi gastrici che hanno già svolto il loro compito. A secernere i succhi pancreatici è il pancreas, un organo allungato situato proprio dietro lo stomaco, il cui compito è quello di digerire le materie grasse e permettere il loro assorbimento dagli intestini come anche per le altre sostanze nutritive. Le centinaia di migliaia di villi, presenti sul rivestimento dell'intestino tenue, conservano un regolare movimento di viavai per spostare gli alimenti semi liquidi e molli lungo tale parte dell'intestino. Come già detto, essi sono in continuo movimento e assorbono le sostanze nutritive contenute nella massa di alimenti per diffonderle al sistema.

Le diverse tappe in base a cui gli alimenti vengono trasformati in sangue e trasportati a tutte le parti del sistema sono le seguenti: la masticazione, la deglutizione, la digestione nello stomaco, la digestione intestinale, l'assorbimento, la circolazione e l'assimilazione. Per non dimenticarle rivediamole rapidamente tutte.

La masticazione avviene tramite i denti; anche le labbra, la lingua e le guance partecipano a questa attività. Gli alimenti vengono ridotti in piccoli pezzi che possono essere più facilmente imbevuti dalla saliva.

La salivazione è il processo di saturazione del cibo masticato con la saliva, prodotta dalle ghiandole salivari. La saliva digerisce l'amido degli alimenti cotti, trasformandolo in destrina e poi in glucosio, rendendolo solubile. Tale trasformazione chimica è possibile grazie all'azione della ptialina presente nella saliva, che agisce come un fermento e che modifica la composizione chimica delle sostanze con cui essa ha un'affinità.

La digestione avviene tra lo stomaco e l'intestino tenue, e consiste nella trasformazione della massa di cibo in un prodotto che possa essere assorbito e assimilato. La digestione inizia quando l'alimento entra nello stomaco. I succhi gastrici allora si riversano copiosamente e si mescolano imbevendo la massa, dissolvono i tessuti connettivi delle proteine, liberano i grassi della loro membrana, li decompongono e trasformano l'albumina, presente nella carne magra o nel glutine di frumento o nel bianco d'uovo, in peptone che può così essere assorbito e assimilato.

La trasformazione nello stomaco, provocata dalla digestione, avviene tramite l'azione chimica di un composto organico contenuto nel succo gastrico, detto pepsina, oltre che dagli elementi acidi del succo gastrico.

Mentre è in corso la digestione nello stomaco, la parte liquida della massa degli alimenti, quella entrata nello stomaco già allo stato liquido dopo essere stata ingerita, così come i liquidi liberati dal cibo solido durante la digestione, vengono rapidamente assimilati dagli elementi assorbenti dello stomaco e trasportati nel sangue, mentre gli alimenti più solidi sono trattati tramite l'azione dello stomaco, come detto precedentemente.

Dopo circa trenta minuti, le parti solide della massa di alimenti escono lentamente dallo stomaco sotto forma di sostanza grigiastra e cremosa, detta *chimo*, un composto di zuccheri e sali, di amido trasformato o glucosio, di amido ammorbidito, di grasso decomposto, di tessuti connettivi e peptone.

Il chimo esce dallo stomaco ed entra nell'intestino tenue, come già illustrato, e viene in contatto con i succhi pancreatici e intestinali e con la bile, che avvia la digestione intestinale. Tali succhi dissolvono la maggior parte degli alimenti che non sono stati ancora ammorbiditi. La digestione intestinale trasforma il chimo in tre sostanze: (1) il peptone, risultante dalla digestione dell'albumina; (2) il chilo, in seguito alla digestione dei grassi; (3) il glucosio, tramite la trasformazione dell'amido. La maggior parte di queste sostanze viene trasportata nel sangue e ne entra a far parte. Nel frattempo, gli alimenti non digeriti escono dall'intestino tenue tramite una valvola simile ad una botola ed entrano nell'intestino crasso, detto *colon*, di cui ben presto parleremo.

L'assorbimento è il processo tramite cui gli elementi nutritivi sopracitati, risultanti dalla digestione, sono raccolti dalle vene e dai vasi chiliferi per endosmosi. L'acqua e i liquidi estratti dalla massa di alimenti tramite la digestione nello stomaco, vengono assorbiti rapidamente e trasportati al fegato dal sangue della vena porta. Anche peptone e glucosio dall'intestino tenue raggiungono la vena porta del fegato attraverso i vasi sanguigni dei villi intestinali di cui abbiamo già parlato. Tale sangue raggiunge il cuore dopo essere passato per il fegato, dove ha subito un processo che verrà illustrato quando si parlerà più approfonditamente del fegato. Anche il chilo, che è il prodotto rimanente della massa di alimenti degli intestini dopo la raccolta e il trasporto al fegato del peptone e del glucosio, viene raccolto e passa nei vasi chiliferi nel condotto toracico; viene poi gradualmente inoltrato tramite il sangue, argomento che sarà descritto con maggiore cura nel capitolo dedicato alla Circolazione. In tale capitolo, verrà illustrata la maniera in cui il

sangue trasporta le sostanze nutritive, provenienti dalla digestione degli alimenti, a tutte le parti del corpo, alimentando ogni tessuto, cellula,
organo e come divide gli elementi di cui si compone, permettendo così
al corpo di crescere e svilupparsi.

Come abbiamo visto, il fegato secerne la bile trasportata fino all'intestino tenue. Esso accumula una sostanza chiamata glicogeno che si
forma nel fegato a partire dagli elementi digeriti trasportati dalla vena
porta. Il glicogeno è immagazzinato nel fegato e a poco a poco viene
trasformato, tra i processi digestivi, in glucosio o in una sostanza simile
al destrosio. Il pancreas secerne i succhi pancreatici che sono riversati
nell'intestino tenue per assistere la digestione intestinale, dove agisce
principalmente sulle materie grasse degli alimenti. I reni sono situati
nella zona lombare, dietro gli intestini. Sono due e sono a forma di fa-
giolo. Essi purificano il sangue dalle tossine (urea) e da altre sostanze.
Il liquido secreto tramite i reni viene trasportato alla vescica attraverso
due tubi, detti ureteri. Essa è situata nel bacino e funge da serbatoio per
l'urina, che è composta da scorie liquide che trasportano gli elementi
rigettati dal sistema.

Prima di concludere tale argomento, speriamo di attirare l'attenzione
dei nostri lettori sul fatto che quando il cibo arriva tra lo stomaco e l'intestino tenue senza esser stato adeguatamente masticato e imbevuto di
saliva (e i denti e le ghiandole salivari non hanno avuto la possibilità di
svolgere correttamente il loro compito), questo interferisce e disturba
la digestione, gli organi non sono quindi in grado di compiere la loro
funzione. Sarebbe lo stesso se si chiedesse ad un gruppo di operai di
fare il loro lavoro e in più il lavoro che avrebbe dovuto svolgere un altro
gruppo; sarebbe come chiedere ad un meccanico di una locomotiva a
vapore di svolgere il lavoro dell'autista oltre al suo lavoro, dunque allo
stesso tempo alimentare il fuoco e guidare la locomotiva su una strada
pericolosa. Gli elementi assorbenti dello stomaco e degli intestini devono
assorbire *qualcosa*, è loro dovere, e nel caso in cui gli elementi presenti
non siano di buona qualità, essi assorbiranno la massa in fermentazione
e in putrefazione nello stomaco e la faranno passare nel sangue.

Il sangue trasporta questi elementi di cattiva qualità a tutte le parti del corpo, tra cui il cervello. Allora non c'è da stupirsi del fatto che le persone abbiano crisi epatiche, mal di testa, ecc. poiché sono essi stessi la causa del loro avvelenamento.

Capitolo 6
Il Liquido Vitale

Nel capitolo precedente vi abbiamo dato un'idea del modo in cui gli alimenti ingeriti lentamente si decompongono e si trasformano in sostanze in grado di essere assorbite e trasportate dal sangue, il quale distribuisce i suoi nutrienti a tutto il sistema, utili alla costruzione, alla riparazione e al rinnovamento di diverse parti del corpo umano. In questo capitolo descriveremo brevemente il ruolo del sangue.

I nutrienti provenienti dagli alimenti digeriti vengono trasportati dalla circolazione e si trasformano in sangue. Il sangue circola attraverso le arterie fino ad ogni cellula e tessuto del corpo, con lo scopo di effettuare costruzioni e riparazioni. Dopodiché ritorna nelle arterie, portando con sé cellule degenerate e altre sostanze di scarto del sistema in modo tale che esse vengano espulse dai polmoni o da altri organi che hanno un ruolo di «evacuazione». Il flusso sanguigno che va e viene dal cuore si chiama *Circolazione*.

Il motore che permette il funzionamento di questo straordinario sistema della macchina fisica è, ovviamente, il *Cuore*. Non affronteremo la descrizione del cuore, ma parleremo del ruolo che svolge.

Riprendiamo da dove avevamo interrotto con la fine del capitolo precedente, cioè quando i nutrienti contenuti negli alimenti vengono assorbiti nel sangue che arriva al cuore, il quale viene poi rimandato in circolazione per alimentare il corpo.

Il sangue inizia il suo viaggio nelle arterie, passando in tanti canali elastici divisi e suddivisi, dove i canali primari alimentano quelli secondari, che a loro volta alimentano i più piccoli e così via fino ad arrivare ai capillari. I capillari, il cui nome deriva dalla somiglianza ai capelli, sono vasi sanguigni finissimi che misurano circa otto micrometri di diametro. Essi penetrano i tessuti tramite una rete ad albero, che trasporta il sangue poiché è in contatto con tutte le parti del corpo. Hanno una parete estremamente sottile, che permette ai nutrienti del sangue di attraversarli affinché siano assorbiti dai tessuti. I capillari non fanno altro che trasmettere i nutrienti trasportati dal sangue, riportare il sangue verso il cuore (come vedremo a breve), prendersi cura del benessere del sistema andando anche ad assorbire le sostanze nutrienti dei villi intestinali (descritte nel capitolo precedente).

Ma torniamo alle arterie. Esse guidano, dal cuore, il sangue rosso, puro e ricco di elementi nutrienti indispensabili alla vita, e lo distribuiscono tramite grossi canali ad altri più piccoli, essi a loro volta lo distribuiscono ai canali minuscoli, fino a raggiungere i sottilissimi capillari, affinché i tessuti assorbano i nutrienti e li utilizzino per la costruzione, effettuata molto abilmente dalle straordinarie cellule del corpo (torneremo presto a parlare del loro lavoro). Il sangue, dopo aver dispensato i suoi nutrienti, torna verso il cuore, portando con sé alcune sostanze di scarto, cellule morte, tessuti degenerati e altri elementi rifiutati dal sistema. Il suo percorso inverso inizia al livello dei capillari, ma non avviene tramite le arterie. Esso passa attraverso un canale che lo conduce ad alcune piccole vene del sistema venoso (letteralmente sistema delle «vene»), a partire dalle quali arriverà nelle grandi vene per giungere fino al cuore. Tuttavia, prima che raggiunga le arterie per ricominciare il circuito, esso subisce una trasformazione. Il sangue si reca nell'inceneritore dei polmoni per bruciare e liberarsi di quelle sostanze rigettate dal sistema. Nel prossimo capitolo affronteremo più nel dettaglio il lavoro che svolgono i polmoni.

Tuttavia, prima di continuare, è necessario precisare l'esistenza di un altro liquido che circola nel sistema: si tratta della *Linfa*, che ha una composizione simile al sangue. Essa contiene alcuni elementi del sangue che provengono dalle pareti dei vasi sanguigni e anche alcune sostanze di scarto del sistema. Una volta purificate tali sostanze e «trasformate» dal sistema linfatico, esse penetrano di nuovo nel sangue affinché possano essere riutilizzate. La linfa circola in canali simili a vene molto fine, così piccoli da non poter essere osservati ad occhio nudo a meno che non si inietti del mercurio. Questi canali si riversano in numerose grandi vene, ed è allora che la linfa si mescola al sangue povero che ritorna verso il cuore. Il «Chilo», dopo aver lasciato l'intestino tenue (si veda la lezione precedente) si mescola alla linfa nelle zone inferiori del corpo, e penetra così nel sangue, mentre gli altri nutrienti degli alimenti digeriti passano attraverso la vena porta e il fegato in modo che, sebbene abbiano intrapreso percorsi diversi, si ritrovino nel sangue periferico.

Avete dunque visto che il sangue è l'elemento del corpo che, in modo diretto o indiretto, alimenta di nutrienti e vita tutte le parti del corpo. Se il sangue è povero, o se la circolazione è debole, l'alimentazione di alcune parti del corpo sarà insufficiente e porterà alla malattia. Il sangue costituisce circa un decimo del peso corporeo umano. Di questa quantità, circa un quarto è distribuito tra il cuore, i polmoni, le arterie e le vene, un quarto nel fegato, un quarto nei muscoli e l'ultimo quarto è distribuito agli organi e ai tessuti rimanenti. Il cervello si serve di circa un quinto del volume sanguigno totale.

Ricordate sempre che il sangue è fatto da ciò che mangiate, e dal modo in cui mangiate. Potrete avere un sangue della migliore qualità e in grande quantità, se sceglierete i migliori alimenti e se mangerete nel modo che la Natura ha previsto per noi. Oppure, avrete un sangue povero e in debole quantità se lascerete spazio ad un appetito anormale e all'ingestione (che in realtà non merita di essere chiamata così) inappropriata di qualsiasi alimento. Il sangue è la vita, e siete voi a fabbricarlo, ecco un sunto della questione.

Ora, passiamo ad analizzare più da vicino l'inceneritore dei polmoni, e vediamo cosa accade a questo sangue blu, impuro e venoso, che dalle varie parti del corpo torna carico di impurità e sostanze di scarto.

Capitolo 7
L'Inceneritore del Sistema

Gli organi respiratori sono costituiti dai polmoni e dalle vie respiratorie che portano ad essi. Ogni essere umano possiede due polmoni, situati nella cavità pleurica del torace, ai lati della linea mediana (mediastino) e separati dal cuore, i vasi sanguigni e alcuni condotti più grandi che consentono il passaggio dell'aria. Ciascun polmone è collegato solo alla propria radice, costituita principalmente dai bronchi, dalle arterie e dalle vene che lo collegano alla trachea e al cuore. I polmoni sono spugnosi, porosi e il loro tessuto è estremamente elastico. Sono circondati da una sacca resistente detta spazio pleurico, una cui parete è attaccata al polmone e l'altra alla parete interna del torace, e dove è secreto un liquido che consente alle pareti interne di sfregarsi una contro l'altra senza alcuna difficoltà nel corso della respirazione.

Naso, faringe, trachea e bronchi costituiscono le vie respiratorie. Quando respiriamo, aspiriamo aria dal naso, la quale si riscalda a contatto con la mucosa, alimentata da una grande quantità di sangue. In seguito, dopo il passaggio nella faringe e nella laringe, l'aria attraversa la trachea che è suddivisa in numerosi tubi detti bronchi, a loro volta divisi in minuscoli tubicini sparpagliati in milioni di piccoli spazi situati nei polmoni. Un autore ha affermato che se gli alveoli dei polmoni venissero stesi su una superficie piana, andrebbero a ricoprire una superficie che va dai 75 ai 200 metri quadrati.

L'aria viene aspirata nei polmoni grazie all'azione del diaframma, un muscolo potente, imponente e piatto, simile ad un lenzuolo che attraversa il petto e separa la gabbia toracica dall'addome. L'azione del diaframma è automatica quasi come quella del cuore, sebbene la sua contrazione possa diventare semi-volontaria. Quando si contrae, aumenta la dimensione del torace e dei polmoni, permettendo in tal modo all'aria di essere aspirata dal vuoto che si è creato. Quando si rilassa, il torace e i polmoni si comprimono e l'aria viene espulsa.

Prima di analizzare ciò che accade all'aria contenuta nei polmoni, andiamo ad osservare la circolazione sanguigna. Come sapete, il flusso del sangue è azionato dal cuore, esso circola nelle arterie fino ai capillari, raggiungendo così tutte le parti del corpo, alimentandole e rinforzandole. Poi, tramite i capillari, ritorna effettuando un altro percorso, passando cioè per le vene, fino ad arrivare al cuore e poi ai polmoni.

Il sangue rosso e ricco inizia il suo viaggio arterioso, pieno di elementi vitali. Esso torna tramite la via venosa, impoverito, blu e «consumato», e ricco di sostanze di scarto del sistema. Come un fiume fresco che scende dalle montagne e si trasforma nelle acque di scarico delle fogne. Questo flusso, riempitosi di impurità, entra nell'atrio destro del cuore. Una volta riempitosi, esso si contrae e obbliga il flusso sanguigno ad entrare in un'apertura del ventricolo destro del cuore, che a sua volta lo invia ai polmoni dove viene poi distribuito agli alveoli polmonari (già citati) attraverso milioni di finissimi vasi sanguigni. Ma torniamo ai polmoni.

Il flusso sanguigno, pieno di impurità, arriva a milioni di alveoli polmonari. L'aria viene aspirata e l'ossigeno contenuto in essa entra in contatto con il sangue impuro attraverso le fini pareti dei vasi sanguigni polmonari, le cui pareti sono abbastanza spesse da contenere il sangue ma sufficientemente fini per permettere all'ossigeno di penetrarle. Dopo il contatto del sangue con l'ossigeno, avviene una sorta di combustione: l'ossigeno viene assorbito nel sangue, il quale espelle i gas carbonici prodotti dalle sostanze di scarto e dalle tossine del sistema che si erano accumulate. Il sangue, purificato, ossigenato e di nuovo rosso e ricco di elementi vitali, è ricondotto verso il cuore. Entra allora nell'atrio sinistro del cuore prima di essere espulso nel ventricolo sinistro, da cui è di nuovo obbligato ad uscire dalle arterie per portare la vita a tutte le parti del sistema. Si stima che, nel corso di una giornata di ventiquattro ore, nei capillari polmonari circolino circa 20.000 litri di sangue, e i globuli sanguigni, circolando uno dietro l'altro, siano esposti all'ossigeno sulle loro due superfici. Quando si pensa all'immensa precisione di questo processo, siamo obbligati ad ammirare e a rimanere estasiati dall'intelligenza e dall'attenzione proprie della Natura.

Così capiamo che se nei polmoni arriva una quantità insufficiente di aria pura, il flusso di sangue venoso impuro non potrà essere purificato, e di conseguenza, non solo il corpo non verrà più alimentato, ma le sostanze di scarto, che sarebbero dovute essere eliminate, saranno rimandate in circolo avvelenando il sistema, e portando alla morte. L'aria impura agisce nello stesso modo, ma in misura minore. Allo stesso modo, se non respiriamo abbastanza aria, il sangue non potrà svolgere il suo ruolo, e da ciò risulterà un corpo malnutrito e malato, o in un cattivo stato di salute. Una persona che non respira correttamente avrà sicuramente un sangue di un colore bluastro, privo di quel rosso vivo del sangue arterioso puro. È questo che spesso fa avere una «brutta cera». Una corretta respirazione, e quindi una buona circolazione, da un colorito chiaro e pulito.

Riflettendoci un po', vi renderete conto dell'importanza vitale di una corretta respirazione. Se il sangue non è del tutto purificato dal processo rigeneratore dei polmoni, ritornerà alle arterie in uno stato anomalo, essendo purificato solo per metà dalle sostanze di scarto assorbite. Tali impurità, nel caso ritornino al sistema, daranno sicuramente luogo ad una malattia, che sia del sangue o risultante dal cattivo funzionamento di un organo o di un tessuto male alimentato.

Il sangue, quando è correttamente esposto all'aria nei polmoni, non solo è ripulito dalle impurità e dal gas carbonico, ma assorbe una certa quantità di ossigeno che trasporta a tutte le parti del corpo, poiché esso è indispensabile alla Natura perché essa compia correttamente il suo lavoro. Quando l'ossigeno entra in contatto con il sangue, si lega all'emoglobina per poi essere trasportato a tutte le cellule, i tessuti, i muscoli e gli organi per rinvigorirli, rinforzarli e sostituire le cellule e i tessuti danneggiati da nuovi elementi che saranno utilizzati dalla Natura. Il sangue arterioso, correttamente esposto all'aria, è composto per circa il 25 percento da ossigeno.

L'ossigeno rinvigorisce tutte le parti del corpo. Anche la digestione dipende fortemente dalla quantità di ossigenazione degli alimenti, possibile solo attraverso il contatto del cibo con il sangue affinché produca una certa combustione. Di conseguenza, è necessario che nei polmoni sia presente una quantità sufficiente di ossigeno. Questo spiega perché polmoni fragili e cattiva digestione vadano spesso di pari passo. Per capire a fondo cosa vuol dire questo, bisogna sempre tenere a mente che il corpo nella sua interezza è alimentato dal cibo che ingerisce, e che una cattiva assimilazione equivale sempre ad un corpo malnutrito. Anche i polmoni dipendono da questa fonte di alimentazione, e se a causa di una cattiva respirazione l'assimilazione non può avvenire correttamente, i polmoni diverranno più fragili, continueranno a funzionare e il corpo sarà ancora più indebolito. Ogni minima parte di cibo e liquido deve essere ossigenata perché possa costituire i nutrienti appropriati e affinché le sostanze di scarto possano essere successivamente decomposte e distrutte dal sistema. Una mancanza di ossigeno è sinonimo di cattiva nutrizione, cattiva respirazione e cattiva salute. Senza dubbio, «il respiro è la vita».

La combustione che avviene nella trasformazione delle sostanze di scarto genera calore la quale equilibra la temperatura corporea. Chi ha una buona respirazione raramente è «freddoloso» e spesso ha una grande quantità di buon sangue caldo che permette di resistere ai cambiamenti di temperatura esterna.

Oltre a questi importanti processi di cui abbiamo parlato, la respirazione allena gli organi interni e i muscoli, cosa che gli autori occidentali tralasciano quando affrontano tale argomento, mentre per gli yogi è estremamente importante.

Una cattiva respirazione, o una respirazione artificiale, utilizza solo una parte degli alveoli, lasciando il resto della capacità polmonare inutilizzata, provocando così sofferenza al sistema per deficit di ossigeno. Gli animali inferiori, al loro stato naturale, respirano normalmente, e sicuramente l'uomo primitivo faceva lo stesso. Poiché l'uomo civilizzato ha adottato uno stile di vita anormale (costante minaccia per la nostra civilizzazione), ha perso la sua abitudine naturale alla respirazione, e l'umanità non ha mai smesso di soffrire per questa perdita. Perciò la sola via di salvezza fisica per l'uomo è di «tornare alla Natura».

Capitolo 8
L'Alimentazione

Il corpo umano è in costante cambiamento. Gli atomi che compongono le ossa, i tessuti, la carne, i muscoli, i grassi e i fluidi si consumano costantemente e vengono eliminati dal sistema. Perciò, regolarmente, il meraviglioso laboratorio del corpo umano fabbrica nuovi atomi e li invia per sostituire quelli danneggiati o eliminati.

Immaginiamo il corpo fisico dell'uomo e il suo meccanismo come una pianta, e in effetti la loro natura non è poi così distante. Cosa serve alla pianta perché si evolva dal seme al germoglio, e dal germoglio alla pianta con fiori e frutti? La risposta è semplice: necessita di aria pura, di luce, di acqua e di suolo fertile. Deve avere tutto questo per crescere in buona salute fino a raggiungere la maturità. E il Corpo Umano non funziona diversamente, ha bisogno di tutto questo per essere in buona salute, forte e normale. Ricordate: l'aria pura, la luce, l'acqua e il cibo. Discuteremo di queste condizioni nei prossimi capitoli, ma vediamo prima il cibo.

Proprio come la pianta che cresce lentamente ma senza interruzioni, anche il grande sistema che ha il compito di eliminare gli elementi consumati per sostituirli con altri nuovi è in continua attività, giorno e notte. Non ci rendiamo conto di questo eccezionale fenomeno poiché è legato alla grande parte dell'inconscio umano, si tratta di un compito svolto dallo Spirito Istintivo.

In tutte le sue parti, il corpo dipende da questo costante rinnovamento degli elementi per la sua salute, la sua forza e il suo vigore. Se questo rinnovamento si fermasse, il corpo si disintegrerebbe. La sostituzione di elementi danneggiati e che sono stati rigettati è indispensabile al nostro organismo e, perciò, è la prima cosa da prendere in considerazione quando si pensa all'Uomo e alla Buona Salute.

L'asse centrale di questo argomento dell'alimentazione nella filosofia dello Hatha Yoga è l'«ALIMENTAZIONE». Questo termine è scritto in caratteri maiuscoli perché possiate imprimerlo nella vostra mente. Vogliamo che i nostri studenti associno l'idea del Cibo a quella dell'Alimentazione.

Per lo Yogi, il cibo non è qualcosa che va a deliziare il palato, ma piuttosto e soprattutto, l' *alimentazione*, poi, l'ALIMENTAZIONE e infine, l'ALIMENTAZIONE. L'alimentazione occupa il primo posto, l'ultimo e tutti gli altri.

Per molti occidentali, lo yogi ideale è una persona minuta, scialba, rachitica, affamata, scarna, che pensa così poco all'alimentazione da poter passare giorni interi senza mangiare, una persona che considera il cibo come qualcosa di troppo «materiale» per la sua «natura spirituale».

Lontanissimi da questo, gli yogi, almeno quelli che conoscono a fondo lo Hatha Yoga, considerano l'Alimentazione come il loro principale dovere nei confronti del loro corpo, sono sempre attenti che il loro corpo sia correttamente nutrito affinché gli elementi consumati e eliminati siano sostituiti in maniera proporzionale a quelli nuovi.

È vero che lo yogi non è un gran mangiatore, e che non è entusiasta di consumare pasti ricchi e raffinati. Al contrario, sorride in faccia all'idiozia di queste cose e mangia il suo pasto semplice e nutriente, sapendo che ne trarrà tutta l'alimentazione, senza le sostanze di scarto e le materie nocive contenute invece nei pasti più ricercati dal suo prossimo, il quale ignora ciò che veramente è il cibo.

Una massima dello Hatha Yoga è la seguente: «Ciò che nutre un uomo non è quello che mangia, ma la quantità di ciò che *assimila*.» C'è un tocco di saggezza in questa vecchia massima, e contiene ciò che gli autori hanno cercato di esprimere in tutti i loro scritti sulla salute.

Vi mostreremo in seguito il metodo yogi per estrarre il massimo nutrimento a partire da una minima quantità di cibo. Il metodo yogi si trova a metà strada, e ai due estremi troviamo, rispettivamente, le due scuole occidentali degli «ingordi» e degli «affamati», che proclamano con vigore i meriti del loro culto e denunciano il culto opposto. Il semplice yogi non può fare altro che mostrare un sorriso di circostanza di fronte alle due opposizioni: poiché una predica la necessità di un'alimentazione sufficiente e insegna che «ingozzarsi» è una condizione per raggiungere tale obiettivo. Per l'altra, «ingozzarsi» e il fatto di mangiare troppo sono delle aberrazioni, ma non hanno altre soluzioni se non quella di fare lunghi e continui digiuni che, ovviamente, indeboliscono la maggior parte dei seguaci, compromettono la loro vitalità e portano anche alla morte.

Per lo yogi, gli effetti negativi della malnutrizione da un lato, e il fatto di mangiare troppo dall'altro, non esistono. Queste domande hanno trovato risposta secoli fa grazie agli antenati yogi, i cui nomi sono stati ormai quasi del tutto dimenticati.

Imprimete una volta per tutte nella vostra mente il fatto che lo Hatha Yoga non spinge ad affamarsi ma, al contrario, sa e insegna che nessun corpo umano può essere forte e in buona salute se non è correttamente nutrito e se non ingerisce e assorbe cibo a sufficienza. Molte persone fragili, deboli e nervose devono la loro mancanza di vitalità e la loro salute cagionevole ad un'alimentazione insufficiente.

Ricordatevi anche che lo Hatha Yoga considera ridicola l'idea secondo cui l'alimentazione si effettua «ingozzandosi», rimpinzandosi o mangiando in enormi quantità, si stupisce e ha pietà di queste caratteristiche di ingordigia, vedendo in queste pratiche nient'altro che la manifestazione di un maiale sudicio, assolutamente non degno dell'uomo sviluppato.

Per lo yogi, l'Uomo deve mangiare per vivere, e non vivere per mangiare.

Lo yogi è un epicureo piuttosto che un goloso, poiché mangiando il più semplice tra i cibi ha coltivato e incoraggiato i suoi gusti naturali e normali in modo che la sua fame attribuisca a tali semplici vivande un piacere che ricercherà, ma che non sarà ottenuto da chi ricerca costantemente le ricche e opulent specialità dello chef. Quando mangia avendo l'Alimentazione come motivazione principale, arriva a fare del suo nutrimento un piacere sconosciuto al suo prossimo, il quale disprezza la cucina semplice.

Nel capitolo seguente, parleremo della Fame e dell'Appetito, due diversi attributi del corpo fisico, sebbene la maggior parte delle persone non sappia riconoscere la differenza tra essi.

Capitolo 9
La Differenza tra *Fame* e *Appetito*

Come già detto nel capitolo precedente, il divario tra fame e appetito è enorme. La fame è la normale richiesta di cibo da parte del corpo umano, l'appetito invece è un desiderio anomalo. La fame è come quel velo roseo sulle guance dei bambini, l'appetito invece è come il viso troppo truccato di una donna. Tuttavia, sembra che la maggior parte delle persone impieghi i due termini come se non esistesse alcuna differenza di significato. Vediamola insieme.

È abbastanza difficile spiegare ad un adulto le diverse sensazioni provocate rispettivamente dalla fame e dall'appetito, poiché la maggior parte di essi ha già sviluppato il proprio gusto naturale, o il proprio istinto legato alla fame, e risulta essere talmente corrotto dall'appetito da non essere ormai da anni in grado di riconoscere la vera sensazione di fame. Difficile è anche descrivere una sensazione senza poterne evocare il ricordo passato, o quello di una sensazione simile, nella mente dei propri ascoltatori. Si può facilmente descrivere un suono ad una persona udente paragonandolo a qualcosa che sia stato già udito, ma immaginate quale possa essere la difficoltà di far comprendere l'idea intelligibile di un suono ad un uomo completamente sordo, o di descrivere un colore ad un uomo cieco dalla nascita, o ancora di descrivere in maniera comprensibile un odore ad una persona nata priva dell'olfatto.

Per colui che si è liberato dalla servitù dell'appetito, le rispettive sensazioni della fame e dell'appetito sono diverse e assolutamente distinte. La mente di tale persona comprende perfettamente il significato dei due termini. Ma per un comune uomo «civilizzato», *fame* e *appetito* sono pressoché sinonimi. Vediamo qualche esempio che vi sarà familiare.

Prendiamo la sete: tutti conosciamo la sensazione di sete, quel naturale bisogno di un bicchiere d'acqua fresca. La percepiamo in tutta la zona che va dalla bocca alla gola e la Natura ha deciso che può essere soddisfatta solo con acqua fresca. Vedete, la naturale sensazione di sete è comparabile all'altrettanto naturale sensazione di fame.

Qual è la differenza tra questa naturale sensazione di sete e la voglia di bevande frizzanti aromatizzate e zuccherate come le bibite gassate ecc. e in che modo questa differisce dal desiderio di bevande alcoliche come la birra o i liquori, una volta che si è provato? Capite dove voglio arrivare? Spesso si sente dire «ho una gran sete» di un bicchiere di soda, o «una gran sete» di un bicchiere di whisky. Ma se chi pronuncia queste frasi avesse veramente sete o meglio, se la Natura avesse realmente bisogno di liquidi, essi cercherebbero prima di tutto acqua pura, poiché sarebbe l'unica cosa in grado di placare al meglio la loro sete. E invece no! L'acqua non sarebbe in grado di soddisfare la sete di soda o di whisky. E questo perché? Semplicemente perché si tratta di una voglia, di un appetito che non è una sete naturale ma, al contrario, è un appetito anomalo, un gusto corrotto. L'appetito è qualcosa che è stato creato, è un'abitudine acquisita, che afferma costantemente il suo dominio. Noterete che le vittime di questi strani tipi di «sete» sentiranno a volte la *vera* sete, quella che li porterà all'esclusiva ricerca dell'acqua, ignorando gli altri desideri dell'appetito. Fermatevi un attimo a riflettere, non vale anche per voi quello che abbiamo appena detto? Non stiamo facendo un corso sul consumo di bevande fantasiose, né tanto meno un sermone sulla moderazione, ma solo un esempio per mostrare la differenza fra l'istinto naturale e un'abitudine acquisita. Parlando di appetito, ci riferiamo dunque all'acquisizione dell'abitudine di bere o mangiare, la quale ha pochissimo in comune con la vera sete e la vera fame.

Un uomo si abitua ad ogni forma di tabacco, di alcol, di gomme da masticare, oppure all'oppio, alla morfina, alla cocaina e ad altre droghe simili. E un appetito, una volta acquisito come abitudine, diventa, al contrario, più forte della naturale richiesta di cibo e bevande, infatti conosciamo storie di uomini che si sono lasciati morire di fame perché avevano speso tutti i loro averi in alcol e stupefacenti. Ci sono uomini che hanno venduto i vestiti dei loro figli per un bicchiere, hanno rubato o ucciso per soddisfare il loro desiderio di droga. Eppure chi oserebbe chiamare «fame» questa terribile voglia? Tuttavia continuiamo a parlare di fame e a considerare tale questi desideri di riempire il nostro stomaco, mentre la maggior parte di essi sono sia un sintomo dell'appetito che la voglia o il desiderio di alcol e droghe.

L'animale inferiore ha una fame naturale fino a che non viene corrotto dal contatto con l'uomo (o la donna) che lo tenta con i suoi dolciumi e surrogati, erroneamente definiti come cibo. Anche il bambino possiede la fame naturale fino al contatto con questo tipo di corruzione.

Nel bambino, la naturale fame è più o meno sostituita dagli *appetiti*, il cui grado dipende fortemente dalla ricchezza dei genitori: più essi sono ricchi, più il piccolo acquisterà falsi appetiti. E nel corso della sua crescita dimenticherà la vera sensazione di fame. Infatti, la gente parla della fame come di qualcosa di inquietante, piuttosto che come un istinto naturale. A volte gli uomini fanno esperienze di campeggio e vita all'aria aperta, esercizio: la natura ridona loro quella sensazione di vera fame e mangiano come fossero bambini, con quel piacere dimenticato da anni. Tornano ad avere veramente «fame», e mangiano per il bisogno che hanno e non per semplice abitudine, come invece fanno quando sono a casa propria e si rimpinzano senza sosta.

Recentemente abbiamo saputo che una crociera di facoltosi era naufragata. Per dieci giorni i sopravvissuti sono andati avanti consumando miseri pasti. Dopo esser stati tratti in salvo, avevano tutti un ottimo aspetto, avevano occhi brillanti, quelle caratteristiche di chi possiede il meraviglioso dono di una fame buona e naturale. Alcuni membri del gruppo soffrivano di problemi di indigestione da anni, ma dopo dieci giorni di alimentazione limitata, i loro disturbi e altre malattie sono completamente spariti. Hanno avuto la possibilità di nutrirsi correttamente e hanno potuto perciò liberarsi delle sostanze di scarto inquinanti del sistema. Non si sa se sono «ancora guariti», dipende se hanno di nuovo confuso fame e appetito.

La sete, simile ad una fame naturale, si manifesta tramite i nervi della bocca e della gola. Quando una persona ha fame, il pensiero o l'evocazione del cibo provoca una certa sensazione nella bocca, nella gola e nelle ghiandole salivari. Tali nervi manifestano una sensazione particolare, si secerne saliva e tutta l'area mostra una certa voglia di mettersi in azione. Lo stomaco non presenta alcun sintomo, e si presenta molto arretrato in quel momento. Sentiamo che la possibilità di assaporare un alimento sano e di buona qualità ci darebbe un gran piacere. Non c'è sensazione di debolezza, di vuoto, crampi, di «voragine» ecc. nella zona dello stomaco. Queste caratteristiche appena citate fanno tutte parte dell'abitudine dell'appetito, il quale insiste perché tale abitudine venga conservata. Avevate notato che le abitudini del bere presentano gli stessi sintomi? Le voglie e questa sensazione di «voragine» sono caratteristiche di queste due forme anomale di appetito. L'uomo che vuole fumare o masticare il tabacco sente la stessa cosa.

Un uomo si chiede spesso come mai non possa sentire il piacere di un pasto come «quello che cucinava sua madre». Sapete perché? Semplicemente perché ha sostituito la sua fame naturale con normale appetito e perché non è soddisfatto se non riesce a colmare questo appetito, cosa che rende impossibile ritrovare il piacere della cucina familiare di quando era bambino. Se l'uomo conservasse una fame naturale, ritornando ai suoi principi fondamentali, ritroverebbe i pasti della sua infanzia, scoprirebbe che molti cuochi sono bravi come «sua madre» perché ritornerebbe un bambino.

Sicuramente vi starete chiedendo cosa c'entra tutto questo con lo Hatha Yoga, vero? Bene, esclusivamente questo: lo yogi ha conquistato il suo appetito, permette alla fame di manifestarsi tramite esso. Approfitta di ogni boccone di cibo, anche della crosta del pane secco, e se ne nutre traendone piacere. Mangia in un modo che per voi è sconosciuto, che descriveremo più in là. Lo yogi è lontano dall'essere un eremita affamato, è ben nutrito, è un uomo correttamente alimentato che gode al massimo dei banchetti poiché possiede la migliore delle salse: la fame.

Capitolo 10
La Teoria Yogi e la Pratica dell'Assorbimento del Prana a Partire dagli Alimenti

L'astuzia della Natura nel combinare diversi obblighi in uno solo, e nel rendere gradevoli questi obblighi (e quindi più facili da eseguire) si palesa in diversi modi. Evocheremo nel presente capitolo uno degli esempi che colpisce di più. Ora vedremo come essa riesca a compiere più cose contemporaneamente e come sia in grado di rendere piacevoli diverse funzioni indispensabili del sistema fisico.

Cominciamo con la dichiarazione della teoria yogi sull'assorbimento del Prana a partire dagli alimenti. Secondo tale teoria, negli alimenti degli uomini e degli animali inferiori è presente una certa forma di Prana, essenziale per essere in forze e avere energia. Questa forma di Prana contenuta negli alimenti è assorbita attraverso i nervi della lingua, della bocca e dei denti. È grazie alla masticazione che il Prana viene liberato, andando a separare le particelle di cibo in minuscoli pezzi, esponendo perciò la lingua, la bocca e i denti al maggior numero possibile di atomi di Prana. Ogni atomo di cibo contiene molti elettroni di *alimento-prana*, o energia alimentare, i quali vengono liberati tramite la frantumazione che avviene durante la masticazione e tramite l'azione chimica di alcune sostanze della saliva, la cui presenza, che non può essere individuata mediante test chimico, resta oscura ai moderni scienziati, nonostante alcuni ricercatori futuri proveranno scientificamente la loro esistenza. Una volta liberatosi dagli alimenti, l'alimento-prana trova rifugio nei nervi della lingua, della bocca e dei denti passando rapidamente attraverso la carne e le ossa. È allora che viene prontamente trasmesso a diverse riserve del sistema nervoso a partire da cui è inviato a tutte le parti del corpo per donare energia e «vitalità» alle cellule. Abbiamo dato una definizione della teoria, cercheremo progressivamente di completarla nel dettaglio.

Lo studente si chiederà sicuramente perché è necessario estrarre questo alimento-prana, dal momento che l'aria stessa è colma di Prana e ipotizzando che la Natura non faccia che sprecare energia per estrarlo dagli alimenti. Ecco perché: come l'elettricità è elettricità, semplicemente tutto il Prana è Prana. Ma siccome esistono diverse forme di corrente elettrica, che si manifestano su grande scala attraverso diversi effetti sul corpo umano, anche il Prana si manifesta in diverse forme, ognuna delle quali risulta essere indispensabile perché alcune azioni possano realizzarsi nel corpo umano. Il Prana aereo compie alcune azioni, quello acqueo altre e quello alimentare altri obblighi ancora. Non è l'obiettivo di questo studio entrare nel dettaglio della teoria yogi, ci accontenteremo piuttosto delle affermazioni generali appena fornite. Il soggetto principale che ci si presenta è il fatto che il cibo contiene alimento-prana, necessario al corpo umano, che può essere estratto esclusivamente mediante il metodo sopracitato (cioè tramite la masticazione) e essere assorbito dal sistema nervoso attraverso i nervi della lingua, della bocca e dei denti.

Ora, interessiamoci all'intenzione della Natura di combinare due importanti funzioni, quella della masticazione e quella della salivazione. Innanzitutto, la Natura vorrebbe che ogni particella di cibo fosse minuziosamente masticata e imbevuta di saliva prima di essere ingoiata: da qualsiasi trasgressione risulta una cattiva digestione. La completa masticazione degli alimenti è una naturale abitudine che è stata trascurata dall'uomo a causa dello sviluppo nelle nostre civiltà fatte di abitudini artificiali. La masticazione è necessaria per frantumare gli alimenti affinché siano più facilmente ingoiati e imbevuti di saliva e succhi digestivi dello stomaco e dell'intestino tenue. Essa avvia la secrezione della saliva, una delle tappe più importanti perché si verifichi una corretta digestione. La miscela di alimenti e saliva fa parte del processo digestivo e nessun altro succo digestivo può svolgere le sue funzioni.

I fisiologi insegnano con fermezza che una completa masticazione e una buona miscela alimento-saliva costituiscono i prerequisiti di una normale digestione, e sono tappe assolutamente indispensabili al processo. Alcuni specialisti si sono avventurati ben oltre, e hanno conferito alla masticazione e al miscuglio un ruolo ben più importante. Horace

Fletcher, un'autorità in questo campo, è un autore americano che ha scritto con grande zelo a proposito di tale argomento ed ha inoltre fornito prove stupefacenti riguardo l'importanza di questa funzione e del processo del corpo fisico. Infatti, Fletcher consiglia un modo di masticare che si avvicina moltissimo all'abitudine yogi, nonostante egli la suggerisca per i suoi effetti benefici sulla digestione, mentre gli yogi praticano tale tipo di masticazione per seguire la teoria dell'assorbimento dell'alimento-prana. Entrambi ottengono l'effetto desiderato: la strategia della Natura che consiste nella frantumazione degli alimenti in piccoli pezzi, il loro mescolamento alla saliva nel corso della digestione e l'assorbimento dell'alimento-prana avvengono contemporaneamente per il rispetto del principio di economia delle forze.

L'uomo, al suo stato naturale, traeva molto piacere nel masticare, e lo stesso vale per gli animali e i bambini di oggi. L'animale rosicchia e mastica il suo cibo con grande diletto, il bambino succhia, mordicchia e tiene gli alimenti in bocca molto più tempo rispetto all'adulto fino a quando i suoi genitori gli insegnano ad inghiottire il cibo. Nel suo libro a riguardo, Fletcher afferma che è il sapore che dà il piacere di rosicchiare e di succhiare. La teoria yogi spiega che nonostante il sapore abbia un ruolo importante, c'è dell'altro, un sentimento di indescrivibile soddisfazione che proviene dal fatto di tenere il cibo in bocca, di muoverlo con la lingua, di masticarlo e di lasciarlo sciogliere dolcemente e di ingoiarlo quasi senza rendersene conto. Fletcher sostiene che finché rimane anche la minima particella di sapore negli alimenti, vuol dire che ci sono nutrienti da estrarre, cosa che anche noi consideriamo assolutamente vera. Ma è nostra opinione il fatto che esista un'ulteriore sensazione che, quando lasciamo che si manifesti, ci procura una certa soddisfazione nel non ingoiare, e dura finché tutto, o quasi tutto l'alimento-prana sia estratto. Seguendo (anche parzialmente) la teoria yogi, noterete che non vorrete separarvi dal cibo, e che invece di ingurgitarlo in un solo colpo, lascerete che esso si sciolga nella vostra bocca fino a rendervi conto di averlo mandato giù. È possibile avvertire tale sensazione sia con gli alimenti più insipidi, di cui non si apprezza particolarmente il sapore, sia con il vostro cibo preferito.

Descrivere questa sensazione è pressoché impossibile, non esistono parole per esprimerla come anche la sua esistenza non è stata del tutto riconosciuta dagli Occidentali. Il massimo che possiamo fare è di paragonarla ad altre sensazioni con il rischio di ricevere un rimprovero per aver fatto un esempio o un paragone assurdo. Vi mostriamo dove vogliamo arrivare.

Avete presente la sensazione che a volte si può percepire in presenza di una persona molto «magnetica» (quell'indescrivibile sensazione di assorbire forza e «vitalità»)? Ecco, per esempio, alcune persone possiedono talmente tanto Prana all'interno del loro sistema al punto che esso quasi «straripa» e viene trasmesso ad altri in maniera permanente, in modo che le altre persone apprezzino a tal punto la loro compagnia da non potersene separare. Un altro esempio può essere rappresentato dalla sensazione che si prova stando vicini ad una persona amata. In questo caso avviene uno scambio di «magnetismo» (il pensiero caricato di Prana) estremamente inebriante. Un bacio da parte della persona amata è talmente ricco di «magnetismo» da dare un brivido che invade tutto il corpo. Ma è un esempio imperfetto di quello che stiamo cercando di descrivervi. Il piacere che si avverte mangiando normalmente e correttamente non è solo una questione di gusto, ma esso proviene soprattutto da questa particolare sensazione di assorbimento del «magnetismo» o del Prana che è molto simile agli esempi forniti prima, sebbene, quando si prende coscienza della somiglianza tra le due manifestazioni di energia, l'esempio potrebbe risultare buffo o addirittura ridicolo ai vostri occhi.

Dopo aver superato il falso appetito (spesso confuso con la fame), masticheremo una crosta di pane secco e non solo percepiremo una soddisfazione nel sapore dei nutrienti che possiede, ma beneficeremo anche della sensazione che abbiamo descritto con tanto entusiasmo. Abbandonare l'abitudine del falso appetito e fare ritorno verso le reali intenzioni della natura richiede un certo allenamento. Gli alimenti più nutrienti apporteranno la maggiore soddisfazione al gusto normale. Un'ulteriore prova della saggezza della Natura è rappresentata dal fatto che l'alimento-prana contenuto nel cibo è presente in proporzione diretta con la sua percentuale di nutrienti.

Lo yogi si nutre lentamente, masticando il suo boccone per tutto il tempo «che desidera», cioè per tutto il tempo per cui riceve soddisfazione da esso. Nella maggioranza dei casi, tale sensazione dura per tutto il tempo che si ha cibo nella bocca, come i processi involontari della Natura allenano poco a poco gli alimenti a fondersi e ad essere ingoiati. Lo yogi mastica lentamente, lascia che la sua lingua accarezzi gli alimenti, che i denti vi si conficchino con amore, è cosciente del fatto che grazie ai nervi della bocca, della lingua e dei denti sta estraendo l'alimento-prana. È stimolato e rafforzato, ed in tale modo ricarica la sua riserva di energia. Sa anche perfettamente che sta preparando correttamente gli alimenti affinché vengano digeriti nello stomaco e nell'intestino tenue, e sa di procurare al suo corpo ottimi elementi indispensabili al suo sviluppo.

Coloro che seguono la maniera di mangiare yogi otterranno molti più nutrienti dal cibo rispetto ad una persona normale, poiché ogni grammo di cibo sarà obbligato a fornirgli la massima quantità di nutrienti, mentre l'uomo che ingurgita i suoi alimenti masticati per metà e appena bagnati di saliva, li sprecherà e saranno trasmessi al sistema sotto forma di massa decomposta e fermentata. Mangiando come gli yogi, nulla viene trasmesso al sistema sotto forma di sostanza di scarto, a parte le vere *sostanze di scarto*, poiché ogni particella nutritiva è estratta dal cibo e gran parte dell'alimento-prana è assorbito a partire dai loro atomi. La masticazione frantuma gli alimenti in pezzetti più piccoli, permettendo così alla saliva di impregnarli, ai succhi digestivi della saliva di svolgere il proprio indispensabile ruolo, e agli altri succhi (menzionati sopra) di agire sugli atomi del cibo in modo da liberare l'alimento-prana perché sia assorbito dal sistema nervoso. Il movimento attribuito agli alimenti tramite l'azione della mascella, della lingua e delle guance nel corso della masticazione li spinge a presentare nuovi atomi ai nervi pronti ad estrarre l'alimento-prana. Gli yogi tengono il cibo in bocca, lo masticano a lungo, lasciano che sia inghiottito dolcemente attraverso un processo involontario di cui abbiamo già parlato in precedenza, e godono del massimo profitto dato dal piacere che accompagna l'estrazione del Prana. Potete farvene un'idea, quando avrete tempo per vivere l'esperienza, potrete mettervi un pezzo di cibo in bocca, masticarlo lentamente, lasciare che si sciolga come fosse una zolletta di zucchero. Sarete sorpresi nel notare la perfezione del processo involontario di deglutizione: il cibo procura a poco a poco il suo alimento-prana e poi lentamente si scioglie per raggiungere lo stomaco. Per esempio, prendiamo una crosta di pane, mastichiamola a lungo, considerando quanto tempo rimarrà nella nostra bocca prima di ingoiarla. Vi accorgerete che non verrà mai «ingoiata» alla solita maniera, ma si scioglierà lentamente proprio come abbiamo detto, fino ad essere ridotta in una sorta di pasta. E questo piccolo tozzo di pane vi avrà donato circa il doppio dei nutrienti che vi darebbe un identico pezzo di pane mangiato in maniera normale, e il triplo di alimento-prana.

Un altro esempio interessante verte sul latte. Senza dubbio il latte è un liquido che non ha bisogno di essere «frantumato» come gli alimenti solidi. Eppure, rimane il fatto (ed è stato ampiamente dimostrato) che un quarto del latte bevuto normalmente non apporterebbe neanche la metà dei nutrienti o di alimento-prana rispetto alla stessa quantità di latte bevuto lentamente a piccoli sorsi e tenuto in bocca, con la lingua che naviga in esso, fino al suo «scioglimento». Il bimbo che succhia il latte dal seno o dal biberon, fa lo stesso ovviamente, esso muove la lingua e le guance producendo un flusso di liquido dalle ghiandole, che libera l'alimento-prana ed ha ugualmente un effetto chimico digestivo sul latte stesso, nonostante il fatto che nei bambini piccoli non venga secreta la vera saliva e che essa non sia prodotta se non prima della comparsa dei denti.

Ai nostri studenti consigliamo di provare su loro stessi le esperienze che abbiamo descritto. Scegliete un momento in cui siete liberi, masticate lentamente, lasciate che il cibo si sciolga piano piano invece di inghiottirlo volontariamente. Lo «scioglimento» del cibo avviene solo quando esso sia stato completamente masticato fino a diventare una pasta cremosa, completamente imbevuta di saliva, e quando le particelle siano semi-digerite e l'alimento-prana ne sia estratto. Cercate di mangiare una mela in questo modo, e rimarrete sorpresi di sentire la sensazione di aver mangiato un pasto abbondante ed aver riguadagnato la forza.

Sappiamo bene che si tratta di una cosa ben diversa per lo yogi quella di prendersi il suo tempo e di mangiare in questo modo, e quella di chiedere al frettoloso uomo d'affari occidentale di fare lo stesso; non ci aspettiamo nemmeno che tutti i nostri lettori cambino le loro vecchie abitudini. Ma siamo certi che colui che mette in pratica in minima parte questo metodo per mangiare avvertirà un notevole cambiamento, e sappiamo che da questa pratica occasionale risulterà subito un miglioramento nel metodo di masticazione quotidiana del cibo. Pensiamo anche che lo studente proverà grande gioia, un piacere supplementare nell'azione di mangiare, e imparerà rapidamente a mangiare «con amore», cioè sarà restio a lasciare che il boccone si sciolga e vada giù. L'uomo ha accesso ad un nuovo mondo di sapori e impara ad usare questo metodo, sentirà allora molto più piacere nel mangiare, un piacere ben maggiore di quello conosciuto fino a quel momento ed in più avrà una digestione migliore, vitalità, e riceverà una maggior quantità di nutrienti e alimento-prana.

È possibile che colui che abbia il tempo e l'opportunità di seguire questo metodo fino all'estremo, ottenga una quantità incredibile di nutrienti e di forza a partire da una quantità ben più inferiore di cibo, ad esempio potrebbero non presentarsi sostanze di scarto, cosa che potrebbe essere provata tramite l'osservazione di sostanze di rifiuto trasmesse dal sistema. Chi soffre di malnutrizione e di mancanza di vitalità otterrà benefici da questa metodologia anche seguendola in maniera parziale.

Gli yogi sono conosciuti per avere un appetito paragonabile a quello degli uccelli, e perciò sono assolutamente coscienti della necessità e del valore di una perfetta alimentazione e hanno cura del loro corpo ben nutrito e alimentato con cibi necessari al loro sviluppo. Il segreto, come vedrete presto, è che non sprecano praticamente alcun nutriente degli alimenti perché ne estraggono quasi tutte le qualità. Non appesantiscono il loro sistema di sostanze di scarto che congestionano i meccanismi e provocano uno spreco di energia per riuscire a liberarsene. Ricevono un massimo di nutrienti a partire da una minima quantità di cibo, una riserva completa di alimento-prana a partire da una minima quantità di elementi. Anche se non siete in grado di seguire tale metodo fino all'estremo, potete comunque migliorarvi seguendo i metodi appena descritti. Vi abbiamo presentato i principi generali, il resto realizzatelo voi stessi, vivete le esperienze, è l'unica maniera per apprendere veramente qualcosa.

In questo libro abbiamo detto diverse volte che l'attitudine mentale aiuta materialmente all'assorbimento del Prana. Ma questo non vale solo per il Prana assorbito dall'aria, bensì anche per l'alimento-prana.

Tenete a mente che assorbite tutto il Prana contenuto in un boccone di cibo, associate questa idea a quella di «Alimentazione» e sarete capaci di fare molto di più.

Capitolo 11
In Merito al Cibo

Non affronteremo il tema della scelta degli alimenti e non lasceremo che i nostri studenti decidano da soli, sebbene preferiamo alcune tipologie di cibo, pensando che producano risultati migliori. Pensiamo sia impossibile cambiare abitudini secolari (che risalgono a molte generazioni) in un giorno, e che l'uomo debba essere guidato dalla propria esperienza a dal suo sapere piuttosto che dai discorsi dogmatici di altre persone. Gli yogi parteggiano per un una dieta vegetariana, sia per ragioni igieniche che per l'avversione degli Orientali a consumare carne animale. Gli studenti yogi più avanzati scelgono un'alimentazione a base di frutta, di frutta a guscio, di olio d'oliva, ecc., accompagnati da una sorta di pane azzimo. Ma quando si ritrovano a viaggiare con persone con un regime alimentare diverso dal loro, non esitano ad adattarsi, più o meno, alle loro condizioni e fanno in modo di non scomodare i loro ospiti, facendo loro sapere che seguono il metodo yogi per la lenta masticazione degli alimenti, e il loro stomaco digerirà ciò che mangiano. Infatti, la maggior parte degli alimenti più indigesti del nostro moderno menu può essere consumata senza pericolo se si applica la pratica summenzionata.

In questo capitolo consideriamo allora lo yogi nel corso di un suo viaggio. Non abbiamo la minima intenzione di imporre regole arbitrarie ai nostri studenti. È l'uomo che da solo deve adottare un metodo di alimentazione più ragionato, e non imporselo in maniera brusca. È difficile iniziare una dieta vegetariana se abbiamo mangiato carne per tutta la vita, ed è ancora più difficile adottare un regime alimentare crudo se abbiamo sempre mangiato cibo cotto. L'unica cosa che vi chiediamo è di riflettere un po' sul tema e fidarvi del vostro istinto nella scelta degli alimenti, cercando il più possibile di variare. Seguendo il vostro istinto, spesso sceglierete ciò di cui avete bisogno per quel preciso pasto, ecco perché preferiamo fare affidamento su di esso (l'istinto) piuttosto che su menu fissi e su un'alimentazione determinata. Mangiate quello che volete, continuando a masticare lentamente e coscienziosamente, e concedetevi un'ampia gamma di alimenti. In questo capitolo, parleremo di alcune cose che l'uomo razionale eviterà semplicemente perché si tratta di consigli di natura generale. Per quanto riguarda il vegetarianesimo, pensiamo che gli esseri umani finiranno per prendere coscienza del fatto che la carne non fa parte della loro alimentazione naturale, ma devono essere loro a sbarazzarsi di questo sentimento senza che glielo si imponga con la violenza, perché «desiderare» le pentole di carne egiziana è un'azione negativa come partecipare ad un banchetto. Evolvendosi, l'uomo smetterà di desiderare la carne, ma fino a quel momento qualsiasi vincolo legato al consumo di carne non sarà d'aiuto. Sappiamo che tale idea sarà considerata come eretica da molti dei nostri lettori, ma non possiamo negarlo, e le nostre dichiarazioni ne saranno la prova.

Se i nostri studenti si interessano ai vantaggi del consumo di alcuni alimenti, lasciate che essi leggano le eccellenti opere che sono state scritte recentemente al riguardo. Lasciate anche che leggano i diversi consigli sull'argomento, ma non siate travolti dalla moda particolare di un autore che state leggendo. Vedere le qualità nutritive relative agi alimenti nei diversi articoli disponibili è istruttivo e interessante, e una tale mole di conoscenza ci condurrà sempre più verso un'alimentazione ponderata. Ma tali cambiamenti devono essere il risultato di una riflessione e di un'esperienza piuttosto che un dover obbedire alle parole di qualcuno che ha inforcato il suo cavallo di battaglia. Consigliamo ai nostri studenti di controllare se mangiano troppa carne, se consumano troppi grassi, se mangiano frutta a sufficienza, se quel pane azzimo non sarà un buon apporto al loro menu, se non consumano troppi dolciumi o «piatti pronti». Se dobbiamo dare loro una regola generale sull'alimentazione, diremo così: «Variate nel mangiare, evitate i pasti *ricchi*, non mangiate troppi grassi, fate attenzione alle fritture, non mangiate troppa carne, evitate soprattutto il maiale e il vitello, lasciate che le vostre abitudini alimentari si dirigano verso la semplicità, verso cibi semplici, piuttosto che verso piatti elaborati. Andate verso i dolciumi con estrema cautela, eliminate le torte dai vostri menu, masticate lentamente rispettando il metodo che vi abbiamo trasmesso, non siate impauriti dal cibo, se mangerete correttamente esso non vi farà alcun male. Ovviamente a condizione che non ne abbiate timore.»

Pensiamo sia più corretto iniziare la giornata con un pasto leggero, visto che il corpo è stato a riposo tutta la notte, non c'è spreco a cui rimediare al mattino. Se possibile, fate un po' di esercizio prima della colazione.

Una volta ripresa un'abitudine naturale di masticazione appropriata, quando tornerete a sentire la sensazione che proviene da una buona alimentazione, perderete i normali appetiti che avete acquisito, e tornerà la fame. Quando sentirete il naturale senso di fame il vostro istinto sarà più acuto nello scegliere gli alimenti nutritivi, e sarete maggiormente in grado di consumare ciò che vi procurerà i nutrienti di cui avete bisogno in qualsiasi momento. L'istinto umano è una buona guida, a condizione che non sia stato corrotto dalla golosità dei pasti assurdi diventati così banali in questi ultimi tempi e che creano un falso appetito.

Se non siete «nel vostro equilibrio» non abbiate paura di saltare un pasto e di dare una possibilità al vostro stomaco di liberarsi di ciò che lo ingombra. Si può restare senza mangiare diversi giorni senza correre alcun rischio, sebbene siano sconsigliati i digiuni di lunga durata. Tuttavia, pensiamo sia saggio lasciar riposare lo stomaco quando siamo malati, in modo che l'energia rigeneratrice sia impiegata per l'eliminazione di sostanze di scarto che causano la malattia. Noterete che gli animali smettono di nutrirsi quando sono malati e restano coricati fino al loro completo ristabilimento. Possiamo trarre un grande beneficio da questa lezione.

Non vogliamo che i nostri studenti diventino dei «maniaci dell'alimentazione» che pesano, misurano e analizzano ogni boccone di cibo. Crediamo che si tratti di un metodo anormale, che crea paure e riempie lo spirito istintivo di ogni sorta di falsa idea. Pensiamo sia meglio scegliere il proprio nutrimento con cura e con discernimento semplici, e non preoccuparsi più in proposito. Mangiate tenendo a mente l'idea di alimentazione e di forza, masticate il cibo come vi abbiamo spiegato, e sappiate che la natura farà bene il suo lavoro. Siate anche il più possibile vicini alla natura, lasciate che le sue intenzioni diventino la vostra misura base. L'uomo forte e sano non ha paura del suo cibo, e l'uomo che vuole essere in buona salute deve fare lo stesso. Siate gioiosi, respirate correttamente, mangiate il necessario, vivete dignitosamente e non avrete bisogno di analizzare ogni boccone. Non abbiate paura di fidarvi del vostro istinto, dopotutto è la vostra guida naturale.

Capitolo 12
Le Ceneri del Sistema

Il presente capitolo non sarà sicuramente il preferito di coloro che sono ancora legati alle vecchie nozioni dell'impurità del corpo, o di parte di esso, e forse questo riguarda alcuni dei nostri studenti. Chi preferisce ignorare l'esistenza di alcune importanti funzioni del corpo e si vergogna del fatto che alcune funzioni fisiologiche facciano parte della propria vita quotidiana, non apprezzerà questo capitolo, e forse giudicherà inappropriato questo libro assieme ai suoi argomenti da ignorare, di cui probabilmente nessuno dovrebbe parlare. A queste persone diciamo che non abbiamo la benché minima intenzione di comportarci da struzzi e nascondere la testa sotto terra per non vedere ciò che non ci piace e ignorarne l'esistenza.

Abbiamo un tale rispetto per il corpo umano nella sua totalità, per tutte le sue parti e le sue funzioni, che non possiamo considerarlo impuro o disgusts o. Troviamo assurda l'attitudine di chi rifiuta di affrontare e di discutere circa le funzioni di cui parliamo, tra le altre.

Il classico comportamento di chi vuole evitare gli argomenti non graditi è la vera causa per cui moltissima gente a soffre di malattie e di cattiva salute. Per molti dei nostri lettori, ciò che diremo risulterà una rivelazione; chi già sa di cosa andremo a parlare accoglierà a braccia aperte la voce della verità che dimora in questo libro, sapendo che molti trarranno beneficio dall'attenzione a tale argomento. Quindi volontariamente e con parole semplici, parleremo delle ceneri del sistema, cioè dell'eliminazione delle sostanze di scarto del corpo.

a sostegno del fatto che questa discussione sia necessaria vi è il fatto che, ad oggi, almeno tre quarti delle persone hanno problemi di costipazione e ne subiscono gli effetti nefasti. Tutto ciò è semplicemente contro natura, e la causa è così facile da eliminare che risulta difficile comprendere il motivo per cui tale situazione duri nel tempo. La risposta è una sola e si rispecchia nell'ignoranza della causa e del rimedio. Se potremo contribuire all'eliminazione di questo male comune e se potremo quindi riuscire a ristabilire le normali condizioni riavvicinando gli individui alla natura, non saremo contrari a vedere espressioni di disgusto sul viso di alcuni lettori, che preferirebbero di gran lunga leggere di un argomento più gradevole. Sono proprio queste le persone che necessitano maggiormente dei nostri consigli.

Chi, in questo libro, ha letto il capitolo relativo agli organi digestivi si ricorderà che esso si è concluso alla tappa in cui gli alimenti si trovavano nell'intestino tenue, pronti ad essere assorbiti e trasferiti dal sistema. Il prossimo punto che affronteremo riguarda ciò che accade agli elementi inutilizzabili, ovvero ciò che avviene alle sostanze di scarto del cibo una volta che il sistema ha assorbito la maggiore quantità possibile di nutrienti.

È utile ricordare che la nutrizione tramite il metodo yogi, descritto ampiamente nei precedenti capitoli, produrrà sicuramente meno scarti rispetto ai alla nutrizione degli uomini e donne comuni, che permettono al cibo di raggiungere lo stomaco senza essere del tutto pronto per il processo di digestione o assimilazione. L'individuo medio spreca almeno la metà di ciò che mangia, mentre chi applica la pratica yogi produce elementi di scarto più ridotti e meno nauseanti.

Per comprendere l'argomento, dobbiamo osservare gli organi interessati. Ad interessarci per primo è il *colon*, un tubo lungo circa un metro e mezzo, che inizia nel lato inferiore destro dell'addome e passa per il lato superiore sinistro, scendendo di nuovo verso il lato inferiore sinistro, dove forma una sorta di angolo o curva, restringendosi poi per terminare nel retto, attraverso cui le sostanze di scarto del sistema vengono espulse.

Il contenuto dell'intestino tenue si riversa nel colon grazie ad un'apertura nell'angolo inferiore destro dell'addome, che permette agli elementi di uscire e di non poter tornare indietro. L'appendice vermiforme, che quando s'infiamma provoca l'appendicite, si trova esattamente sotto quest'apertura. Il colon sale in linea retta sul lato destro dell'addome, forma un angolo e arriva fino al lato superiore sinistro, per poi riscendere dritto fino al lato inferiore sinistro, dove si trova un angolo o una curva particolare detta *Sigma*, che termina con il retto, o un canale più piccolo che porta all'ano, l'apertura tramite cui le sostanze di scarto escono dal corpo.

Il colon è un'enorme fogna in cui passano le acque reflue del sistema. La Natura prevede per l'uomo, come anche per gli animali, che queste acque siano rapidamente evacuate. Ma diventando più civilizzato, l'uomo trova questo fatto abbastanza imbarazzante e ignora i bisogni naturali, finché essa non smette di richiamare l'attenzione, e va ad occuparsi di altro. L'uomo aggrava questa situazione assumendo poca acqua, e non solo non procura liquidi a sufficienza perché il colon possa correttamente idratarsi, ammorbidirsi ed espellere gli scarti in circolazione, ma lascia il suo corpo in carenza d'acqua a tal punto che la natura, per disperazione, attinge un po' d'acqua dalle pareti del colon per riutilizzarla, poiché non riesce ad ottenere acqua «pura» per adempiere alle sue funzioni. Provate ad immaginare il risultato! Il rifiuto dell'uomo a lasciar circolare liberamente i rifiuti nel colon risulta dalla costipazione, principale causa di molti casi di cattiva salute di cui solo raramente è sospettata la natura. È il caso di molte persone che soffrono di continui blocchi intestinali, anche se lo ignorano. Le pareti del colon sono ricoperte di accumuli di sostanze di scarto, spesso da diversi giorni, per cui solo una minuscola apertura nella massa permette la circolazione.

La costipazione è uno stato in cui il colon non è perfettamente pulito né privo di materie fecali in accumulo.

Un colon pieno, o parzialmente pieno, di vecchie materie fecali è fonte di avvelenamento per l'intero sistema, in quanto esso è munito di pareti che ne assorbono il contenuto. La medicina ci insegna che i nutrienti confluiti nel colon vengono rapidamente assorbiti e trasportati nel sangue. Analogamente, i medicinali somministrati nella stessa maniera, raggiungono le altre parti del corpo. Come abbiamo detto precedentemente, la parte liquida delle sostanze fecali è assorbita dall'organismo, ed è impiegata nell'azione della natura a causa di scarsità di liquido puro nel sistema. Tali sostanze possono restare per molto tempo nel colon costipato. In casi estremi, nella massa di tali materie, un clistere ha dato modo di trovare, ad esempio, noccioli di ciliege mangiate diversi mesi prima, e altro materiale simile. I farmaci «catartici», atti a purificare il colon, non eliminano queste vecchie materie, ma spostano solo ciò che si trova tra lo stomaco e l'intestino tenue, facendolo passare poi attraverso la piccola apertura nella materia fecale solidificata che ricopre le pareti del colon di una persona molto costipata. In alcune persone, il colon è talmente ostruito dalle feci solide, talvolta anche più solide della lignite, che i loro ventri risultano gonfi e tesi. Questi vecchi scarti a volte diventano così putridi, al punto da trasformarsi in un vivaio per larve e vermi, e perciò il colon si ritrova pieno delle loro uova. Le sostanze di scarto, o feci, che passano nel colon a partire dall'intestino tenue costituiscono una sostanza collosa, e se gli intestini fossero puliti e l'evacuazione naturale, esse potrebbero lasciare il sistema in una consistenza leggermente più solida e un colore più chiaro. Più la materia fecale rimane nel colon, più sarà dura, secca e di colore scuro. Se non si assumono liquidi a sufficienza, e se si ignorano gli stimoli naturali per aspettare un momento più opportuno, dimenticandosi poi della necessità, si verificheranno indurimento e essiccamento. Al momento della defecazione, solo una parte delle feci sarà evacuata, il resto rimarrà ad ostruire il colon. Il giorno dopo, altre sostanze si aggiungeranno a quelle già presenti, il giorno dopo accadrà lo stesso e così via, fino al presentarsi di un caso di costipazione cronica, con tutti gli effetti che ne derivano come indigestioni, crisi epatiche e biliari, problemi renali. Questo favorisce la comparsa di molti tipi di malattie, e la maggior parte di esse sono una conseguenza diretta di un colon incrostato. La metà dei casi di malattie femminili sono causati o aggravati da questo problema.

Esistono due ragioni per cui le materie fecali vengono assorbite nel sangue: la prima è legata al desiderio e al bisogno del corpo di liquidi; la seconda, riguarda un tentativo disperato della natura di espellere le sostanze di scarto attraverso la pelle, i reni e i polmoni. Una traspirazione e un alito cattivi spesso costituiscono il risultato di tale sforzo della natura di liberarsi di elementi che dovrebbero invece essere espulsi dal colon. La natura riconosce l'enorme pericolo costituito da questa massa in decomposizione qualora essa rimanga nel sistema, e ricorre a misure disperate per liberarsene in un modo o nell'altro, anche se questo vuol dire avvelenare sangue e corpo.

A confermare il fatto che un gran numero d'indisposizioni e malattie siano indotte da anomalie del colon vi è il fatto che, quando l'origine dell'indisposizione è eliminata, le persone iniziano a riprendersi anche da affezioni che apparentemente non erano legate ad essa. Inoltre, non solo un'anomalia del colon può causare diverse affezioni, essa può anche aumentare la probabilità di contrarre malattie contagiose, o altre malattie come la febbre tifoide, ecc. poiché trascurare il colon fa sì che esso diventi un vivaio perfetto per i microbi portatori di tali malattie. In realtà, si pensa che un uomo che mantiene il proprio colon pulito e sano corra un rischio minore di contrarre questo genere di malattie. Immaginate il risultato qualora ci portassimo dentro una fogna, ci stupisce che le malattie che si sviluppano in condizioni insalubri all'esterno possano prosperare in condizioni simili all'interno del corpo? Usate un po' di buon senso.

Ora che abbiamo la vostra attenzione per quanto riguarda l'origine di queste malattie (potremmo scrivere centinaia di pagine riempendole di ulteriori osservazioni in proposito) vi direte: «Credo che sia tutto vero e che questo spieghi bene i miei problemi, m cosa devo fare per liberarmi di questa insalubre condizione? Cosa devo fare per ritrovare e conservare una salute intestinale normale?» Ecco la nostra risposta: «Innanzitutto, liberatevi di questo accumulo nocivo e anomalo, poi siate freschi, puliti e sani nel rispetto delle leggi naturali. Ecco come fare.»

Se il colon contiene una piccola quantità di feci in accumulo, è possibile sbarazzarsene aumentando la quantità di liquidi ingeriti, forzandosi ad andare più spesso di corpo, e rimettendosi all'intelligenza delle cellule dello stomaco (descritte di seguito). Eppure, siccome circa la metà delle persone che ci leggono (e che ci interrogano mentalmente durante la lettura) ha un colon più o meno colmo di vecchie sostanze fecali indurite, forse verdastre ed in accumulo da mesi o più, dobbiamo fornire rimedi più radicali. Con il presentarsi di tale malattia, dobbiamo aiutare la natura a ristabilire gli equilibri perduti in modo che essa possa in seguito disporre di un colon pulito con cui lavorare. Volgiamo la nostra attenzione verso il regno animale per trovare un consiglio. Molti secoli fa, i nativi dell'India notarono che alcuni uccelli della famiglia degli Ibis, uccelli dal lungo becco ricurvo, tornavano dal loro viaggio continentale in uno stato spaventoso, dovuto sia al consumo di alcune bacche che gli causavano costipazione, sia al fatto di essersi recati in zone prive di acqua potabile. Questo volatile raggiungeva i corsi d'acqua molto stanco e indebolito, riuscendo a malapena a sbattere le ali. Allora si riempiva il becco di acqua fiumana, inserendolo poi nel proprio retto per iniettare acqua negli intestini e dare rapidamente sollievo. L'uccello ripeteva l'azione diverse volte, fino al completo svuotamento dei suoi intestini, poi si sedeva e si riposava per alcuni minuti fino al ritrovamento della propria vitalità, per poi bere l'abbondante acqua del fiume e volare via, più forte e energico che mai.

I capi e i pastori delle tribù, che avevano constatato tale fenomeno e il relativo effetto incredibile sugli uccelli, cominciarono a studiare la questione, così sopraggiunse la proposta di fare alcune prove per aiutare quegli anziani che, a causa di uno stile di vita inattivo e sedentario, si erano allontanati dalla naturale regolarità e soffrivano di costipazione. Si giunse perciò alla costruzione di uno strumento rudimentale simile ad una siringa fatta di canne e avente una sorta di condotto per l'aria, che iniettava acqua tiepida del fiume negli intestini degli anziani in tale condizione. I risultati si rivelarono sorprendenti: gli anziani rinacquero, si sposarono con giovani donne, ricominciarono a partecipare alle attività della tribù ed occuparono nuovamente le loro posizioni di capi, con grande stupore dei più giovani, convinti che i veterani fossero ormai *fuori dai giochi*. Gli anziani delle altre tribù sentirono parlare di tale avvenimento e cominciarono ad affluire, portati in spalla dai giovani; dopo il trattamento, essi tornarono a casa senza alcuna assistenza. Secondo tutti i racconti, le iniezioni rudimentali dovevano essere particolarmente audaci, poiché grazie all'uso di «diversi litri d'acqua», alla fine del trattamento il colon degli anziani della tribù risultava essere perfettamente pulito ed in uno stato tale che nessun veleno poteva essere trasmesso al sistema. In ogni caso, noi non consigliamo un trattamento così estremo, non dimenticate che non siamo un popolo tribale.

Sì, tale disturbo richiede l'aiuto temporaneo della natura per sbaraz-

zarsi dell'increscioso accumulo nel colon. Il miglior modo per riuscirci definitivamente è quello di imitare l'Ibis e le vecchie tribù indiane
per mezzo di uno strumento analogo a quello antico, ma moderno e
perfezionato. Tutto ciò di cui avete bisogno è una semplice siringa in
caucciù a basso costo. Se siete in possesso di una siringa per clistere
sarà ancora meglio, ma andrà benissimo anche una semplice siringa a
bulbo. Preparate circa cinquecento millilitri d'acqua tiepida, di un calore sopportabile per la vostra mano. Con l'aiuto della siringa iniettate
l'acqua negli intestini. Trattenete l'acqua nel colon per qualche minuto,
poi lasciatela uscire dal sistema. È preferibile effettuare questa pratica
di sera. La sera successiva, usate invece un litro d'acqua tiepida e ricominciate. Poi riposatevi per una notte, e due giorni dopo provate con
un litro e mezzo. Riposatevi di nuovo per due notti, per poi ripetere la
pratica con due litri d'acqua. Piano piano vi abituerete a trattenere questa quantità d'acqua nel colon: maggiori quantità d'acqua ripuliranno
praticamente tutte le vecchie materie fecali, le iniezioni più piccole eli-
mineranno i frammenti più liquidi e la parte fondamentale delle masse
indurite. Non vi spaventate per i due litri. Il vostro colon può contenere
quantità maggiori di acqua, alcuni arrivano ad iniettarsi fino a quattro
litri d'acqua, ma noi crediamo sia troppo. Massaggiatevi il ventre prima
e dopo ogni iniezione, e alla fine fate il Respiro Completo dello yogi,
per stimolarvi ed equilibrare la circolazione nel suo insieme.

   Il risultato di queste iniezioni non andrà d'accordo con i criteri esteti-
ci delle persone, ma l'obiettivo è di eliminare la sporcizia una volta per
tutte. Le prime iniezioni portano via un contenuto del colon con un
odore terribilmente sgradevole, ma senza dubbio è meglio avere questa
spazzatura fuori dal sistema piuttosto che dentro (è tanto pestilenziale
fuori, quanto lo è in voi). Ci sono casi in cui persone hanno evacuato
grandi quantità di materie fecali, dure e verdi come rame arrugginito,
e l'odore emanato era fortissimo, una prova abbastanza convincente
dell'ampiezza dei danni provocati al sistema a causa della loro ritenzione.
Tutto ciò non è molto piacevole da leggere, ma tale lettura è necessaria
per comprendere l'importanza della pulizia interna. Vedrete che nel
corso della settimana in cui inizierete la pulizia del vostro colon, andre-

te pochissimo, se non per niente, di corpo in maniera naturale. Non vi preoccupate, sarà dovuto all'acqua che laverà via gli elementi di scarto da evacuare. Nel giro di qualche giorno, terminato il clistere, tornerete ad andare di corpo in modo normale e naturale.

A questo punto vorremmo sottolineare che noi non incoraggiamo l'uso prolungato della siringa, in quanto non si tratta di un'abitudine naturale e non vediamo la necessità del suo utilizzo prolungato e poiché pensiamo che conservare abitudini naturali permetterà a chiunque di tornare ad andare di corpo naturalmente, senza aiuti esterni. Raccomandiamo l'uso della siringa solo come metodo preparatorio per l'eliminazione di vecchi accumuli. Tuttavia, non vediamo problemi per esempio nell'utilizzo mensile della siringa, in maniera preventiva. In America, molte scuole di insegnanti consigliano l'utilizzo quotidiano della siringa. Noi non possiamo approvare questo metodo, perché il nostro motto è: «tornare alla natura», e siamo convinti che la natura non ci chieda di usare quotidianamente tale strumento. Gli yogi pensano che una grande quantità d'acqua pura e fresca, l'andare regolarmente di corpo e l'avere un piccolo *tête-à-tête* con gli intestini sia tutto ciò che è necessario per evitare la costipazione.

Alla fine della vostra settimana di clistere (ma anche prima), cominciate a bere una normale quantità d'acqua, come abbiamo spiegato nel capitolo al riguardo. Bevete due litri di liquidi al giorno e osserverete un grande miglioramento. Poi iniziate a prendere l'abitudine di andare di corpo tutti i giorni alla stessa ora, che ne abbiate voglia o no. Piano piano creerete un'abitudine, e la natura ne sarà entusiasta. D'altra parte, potreste aver bisogno di evacuare senza saperlo, perché avrete smorzato le sensazioni nervose rifiutando continuamente di tenerne conto, e dovrete ricominciare tutto da capo. Non trascurate questa abitudine, è semplice ma efficace.

Trarrete vantaggio nel farvi delle autosuggestioni mentre sorseggerete il vostro bel bicchiere d'acqua. Pensate: «Bevo quest'acqua per fornire al mio sistema i liquidi di cui ha bisogno, così andrò di corpo più facilmente e regolarmente, proprio come vuole la natura.» Tenete a mente lo scopo che volete raggiungere, lo otterrete più rapidamente.

Adesso, invece, eccovi un'idea che forse vi sembrerà assurda, a meno che non comprendiate subito la filosofia che nasconde. (Ora vi indicheremo come realizzarla, e discuteremo della relativa filosofia in un altro capitolo). L'idea in questione consiste nell'avere un *tête-à-tête* con gli intestini. Bussate leggermente sul vostro ventre all'altezza del colon e ditegli: «Ecco, Colon, ti ho pulito per bene, sei fresco e pulito. Ti do tutti i liquidi di cui hai bisogno per funzionare correttamente. Curo la regolarità per darti l'occasione di svolgere il tuo lavoro. E ora, tocca a te.» Tamburellate più volte all'altezza del colon e dite: «E ora, tocca a te.» E vedrete che il colon si metterà all'opera. Sicuramente vi sembrerà un gioco, ma ne capirete il senso quando leggerete il capitolo sul controllo involontario. È un semplice metodo per effettuare qualcosa di scientifico, un metodo semplice per mobilitare una grande forza.

Ora, amici miei, se avete sofferto di costipazione, un male che ha interessato chiunque almeno una volta nella vita, fate tesoro del consiglio appena datovi. Vi regalerà guance rosee e una bella pelle, farà sparire il vostro pallore, la pastosità della vostra bocca, l'alito cattivo, i capricci del fegato e tutti gli altri sintomi che provengono da un colon ostruito, il canale di scolo intasato capace di avvelenare il corpo. Provate questo metodo e potrete assaporare la vita, diverrete esseri naturali, puliti e in buona salute. E per concludere questo capitolo, riempite un bicchiere d'acqua effervescente, fresca e pura, e facciamo un brindisi: «Alla salute, e che sia buona» e mentre berrete lentamente, ripetetevi: «Quest'acqua mi porterà salute e forza, è il tonico della Natura.»

Capitolo 13
L'Irrigazione del Corpo

Uno dei principi fondamentali della Filosofia della Salute dello Hatha Yoga è l'uso intelligente del grande dono della Natura alle cose viventi: l'Acqua. Il dover attirare l'attenzione degli uomini sul fatto che l'Acqua sia uno degli eccellenti mezzi per avere una salute normale dovrebbe essere superfluo, ma l'uomo è diventato talmente schiavo degli ambienti, delle abitudini e dei costumi artificiali che ha dimenticato le leggi della Natura. La sua unica speranza è dunque di poter ritornare alla Natura. Il bambino conosce istintivamente la funzione dell'acqua ma, crescendo, si allontana dalla naturale abitudine, e si conforma alle pratiche erronee degli adulti che lo circondano. Questo è discorso è valido soptattutto per coloro che vivono nelle grandi città, in cui l'acqua calda che esce dal rubinetto è imbevibile, e quindi a poco il normale consumo di liquidi è limitato per questa ragione. Queste persone iniziano a sviluppare nuove abitudini legate al bere (o al non bere) e rimandano i richiami della natura fino ad ignorarli. Spesso sentiamo dire: «Ma perché dovremmo bere se non abbiamo sete?»; eppure, se gli uomini fossero rimasti sulla via della Natura, *avvertirebbero* sete. L'unica ragione per cui essi non sentono i richiami della Natura è che essa è stata talmente ignorata che si è scoraggiata, e ormai parla con voce più debole. Inoltre, le loro orecchie non riconoscono più le vibrazioni della Natura, perché esse sono assorbite da altri suoni. È incredibile vedere le persone trascurare un aspetto così importante per la vita. Molti bevono a malapena e pensano anche che non *faccia bene*. Questo deriva da un presunto «professore della salute», che sostiene un'assurda teoria che vede «la Sete come una Malattia», e che consiglia alla gente di non bere affatto, perché l'uso di liquidi non è naturale. Non discuteremo di questi insegnamenti, la loro stupidità è evidente per chiunque prenda in considerazione il modo naturale di vivere dell'uomo e delle specie primitive. Lasciate che l'uomo torni alla Natura, si accorgerà che qualsiasi forma di vita beve acqua, dalle piante ai più grandi mammiferi.

Lo yogi considera il buon consumo d'acqua talmente importante da annoverarlo tra i principi fondamentali della salute. Sa che una grande parte delle persone malate lo sono perché hanno forte carenza di liquidi necessari al corpo. Proprio come la pianta ha bisogno di acqua e di cibo, che estrapola dal suolo e dall'aria, per crescere in buona salute fino a raggiungere la maturità, anche l'uomo ha bisogno di una quantità sufficiente di liquidi per mantenersi in buona salute o per riacquisire la salute perduta. Chi priverebbe una pianta d'acqua? E chi sarebbe così crudele da non donare al fedele destriero una quantità sufficiente d'acqua? Eppure l'uomo, nonostante doni alla pianta e all'animale ciò di cui hanno bisogno (grazie al suo buonsenso), priva se stesso del liquido vitale e ne subisce le conseguenze, come farebbe una pianta o un cavallo nelle stesse condizioni. Tenete a mente l'esempio della pianta e del cavallo quando considererete la questione del bere.

Discutiamo ora l'utilità dell'acqua nel corpo, e riflettiamo se finora abbiamo vissuto vite normali in questo senso. Prima di tutto, il corpo è costituito dal 70 percento di acqua! Una certa quantità di quest'acqua è utilizzata dal nostro sistema per poi lasciarlo costantemente; così, ad esempio, per ogni trenta di millilitri utilizzati, una simile quantità deve essere rimpiazzata se si vuole mantenere il corpo in uno stato normale.

Il sistema secerne permanentemente l'acqua sotto forma di sudore e di traspirazione attraverso i pori della pelle. Il sudore è il termine impiegato per le escrezioni che vengono liberate rapidamente, agglomerandosi in gocce. La traspirazione indica che l'acqua evapora dalla pelle continuamente e spontaneamente. Tale evaporazione è permanente e alcuni esperimenti hanno dimostrato che impedire questo processo provoca la morte dell'animale. Nella Roma Antica, nel corso di una festa, un ragazzo fu stato ricoperto dalla testa ai piedi di foglie d'oro per rappresentare una divinità; egli morì prima che le foglie potessero essere rimosse, perché la traspirazione non poté superare la vdelernice le foglie. Il ciclo della Natura era stato interrotto e il corpo non poteva più funzionare correttamente, per questo l'anima abbandonò il suo involucro di carne.

Il sudore e la traspirazione, secondo analisi chimiche, sono pieni di rifiuti(le immondizie e la sporcizia del corpo) che, senza un sufficiente apporto di liquidi nel sistema, resterebbero nel corpo, provocandone l'avvelenamento, il sopraggiungere di malattie e la morte. Il lavoro di risanamento dell'organismo è costantemente attivo, i tessuti usati e consumati vengono sostituiti da nuovi elementi provenienti dal sangue, assorbiti a partire dai nutrienti degli alimenti. Tali sostanze di scarto devono essere eliminate dal corpo; la Natura, infatti, si occupa attentamente della loro eliminazione in quanto non incoraggia affatto l'immagazzinamento di immondizia nel sistema. Se tali sostanze fosser autorizzate a restare nell'organismo, esse si trasformano in veleno e provocherebbero malattie, creando un ambiente perfetto per la proliferazione di batteri, microbi, germi, ecc.. I batteri non si interessano al sistema pulito e sano, ma se si trovano in un ambiente privo d'acqua, in un corpo pieno di immondizie e sporcizia, vi si installano e si mettono *al lavoro*. Approfondiremo quest'aspetto quando parleremo dell'azione di fare il bagno.

L'acqua ha ruolo importantissimo nella vita quotidiana dello Hatha Yoga. Egli la utilizza sia interiormente che esteriormente. Se ne serve per restare in buona salute e ne insegna l'importanza per migliorare lo stato di salute, per i casi in cui la malattia altera il naturale funzionamento del corpo. Parleremo dell'importanza dell'acqua in diverse sezioni di questo volume. Ci piacerebbe far capire bene ai nostri studenti l'importanza dell'argomento, invitandoli con tutte le nostre forze a non cedere alla tentazione di considerarlo inutile soltanto a causa della sua semplicità. Tra i nostri lettori, sette su dieci potrebbero far tesoro dei nostri consigli. Probabilmente, parliamo proprio con voi.

La traspirazione e il sudore sono entrambi necessari per eliminare il calore corporeo in eccesso tramite l'evaporazione, mantenendo così il corpo ad una temperatura normale. La traspirazione e il sudore aiutano anche (come abbiamo già detto) ad eliminare le sostanze di scarto del sistema: la pelle in realtà è un organo complementare dei reni. Senz'acqua la pelle sarebbe incapace di svolgere il suo ruolo.

Un adulto normale secerne da poco più di mezzo litro a circa un litro d'acqua in ventiquattro ore, tramite il sudore e la traspirazione. Eppure, gli uomini che lavorano in fabbrica, per esempio, ne espellono molta di più. È possibile sopportare un calore maggiore in un ambiente secco piuttosto che in un ambiente umido, poiché nel primo caso, la velocità di traspirazione è tale che la dissolvenza del calore è più facile e rapida. Una grande quantità d'acqua è espirata dai polmoni. Il tratto urinario ne evacua grande quantità nel corso del suo lavoro, arriva cioè ad espellerne fino ad un litro e mezzo in ventiquattro ore in un adulto normale. Successivamente, bisogna fare rifornimento di tutta questa acqua affinché la macchina fisica possa continuare a funzionare correttamente.

L'acqua è utile all'organismo per diverse ragioni. Una di queste (citate sopra) è quella di compensare e regolare la combustione che ha costantemente luogo nel nostro corpo, che proviene dall'azione chimica dell'ossigeno che, estratto dall'aria dai polmoni, entra in contatto con il carbonio emesso dagli alimenti. L'acqua che circola nel sistema regola questa combustione per impedire che diventi troppo intensa.

L'acqua è anche utilizzata dal corpo come mezzo di trasporto. Essa circola nelle arterie e nelle vene e invia i globuli sanguigni ed i nutrienti alle diverse parti del corpo, affinché esse possano servirsene per svilupparsi. Un'assenza di liquido nel sistema diminuirebbe la quantità di sangue. Il sangue, nel momento del ritorno venoso, assorbe i rifiuti (che costituirebbero un vero e proprio veleno se restassero nel sistema) e li trasporta fino agli organi di evacuazione (i reni, i pori della pelle e i polmoni) dove gli elementi tossici morti e gli scarti vengono eliminati. Senza un sufficiente approvvigionamento liquido, tale lavoro non può svolgersi come previsto dalla Natura. È, importantissimo sapere che, senza un sufficiente approvvigionamento d'acqua, gli scarti di cibo (ovvero le ceneri del sistema) non riescono a rimanere umide per poter circolare nel colon e uscire dal corpo, cosa che provoca costipazione, con tutti i mali che ne derivano. Gli yogi sanno che nove casi su dieci di costipazione cronica sono dovuti a ciò, e sanno anche che nove casi su dieci di costipazione cronica possono essere rapidamente risolti tornando ad un'abitudine naturale di consumo d'acqua. Dedicheremo un capitolo intero a questo argomento, ma vogliamo sottolineare al lettore la sua importanza.

Infatti, è necessaria una determinata quantità d'acqua per stimolare la corretta circolazione sanguigna (per l'eliminazione degli scarti), e il migliore assorbimento dei nutrienti.

Coloro che non bevono liquidi a sufficienza, risultano quasi sempre avere una scarsa riserva di sangue, spesso sembrano creature esangui (pallide, giallastre e livide) e anemiche. Hanno sempre la pelle secca e febbricitante, traspirano molto poco. Tali persone sembrano malate e somigliano a frutti secchi che dovrebbero essere bagnati per tornare vigorosi. La maggior parte del tempo essi soffrono di costipazione, che provoca ogni tipo di malattia, come vi mostreremo nel prossimo capitolo. Il loro intestino crasso, o colon, è sporco e il sistema assorbe continuamente le sostanze prodotte dagli elementi di scarto lì accumulate; esso tenta inoltre di sbarazzarsene provocando un alito cattivo, una traspirazione umidiccia e malodorante, e un'urina insolita. No, effettivamente non è piacevole leggere questo tipo di cose, ma dobbiamo usare parole semplici per attirare la vostra attenzione. Tutto questo a causa della mancanza d'acqua, questo dovrebbe farvi riflettere. Voi, così attenti alla vostra pulizia esterna, lasciate che all'interno si accumuli la sporcizia.

Il corpo umano ha bisogno di acqua in ogni suo organo. Ha costante bisogno di irrigazione e, se ne viene privato, il corpo soffre come soffrirebbe la terra se fosse privata del suo naturale apporto d'acqua. Ogni cellula, tessuto e organo ha bisogno di acqua per essere in buona salute. L'acqua è il liquido universale che permette al sistema di assorbire e distribuire i nutrienti degli alimenti e di liberarsi dei rifiuti. Spesso si dice che «il sangue è la vita», e se questo è vero, come dovremmo chiamare l'acqua? Senz'acqua il sangue sarebbe nient'altro che polvere.

L'acqua è indispensabile perché i reni svolgano, tra le altre, la loro funzione di evacuazione dell'urea; essa è indispensabile per la secrezione della saliva, della bile, del succo pancreatico, dei succhi gastrici, e di tutti gli altri importanti succhi del sistema senza cui la digestione sarebbe impossibile. Se tagliate l'apporto di liquidi, riducete la produzione di tutte queste cose indispensabili. Vi rendete conto?

Se avete qualche dubbio, se credete che tutto ciò sia soltanto una teoria yogi, vi basta prendere un qualsiasi studio scientifico di fisiologia occidentale per scoprire che tutto corrisponderà a quello che vi abbiamo detto. Un rinomato fisiologo occidentale ha dichiarato che c'è una così grande quantità d'acqua nei tessuti di un sistema normale, che è possibile stabilire il seguente assioma: «tutti gli organismi vivono nell'acqua.» Dunque se non c'è acqua, non ci può essere vita né salute.

Vi abbiamo mostrato che i reni secernono circa un litro e mezzo di urina al giorno; essa viene eliminata dal sistema e porta via con sé rifiuti liquidi e sostanze chimiche tossiche raccolte dai reni. Inoltre, vi abbiamo detto che in ventiquattro ore la pelle secerne circa un litro d'acqua sotto forma di traspirazione e di sudore. In più, una quantità moderata (da trecento a quattrocento millilitri in media) è liberata dai polmoni nel corso della respirazione. Dell'altra è liberata tramite le escrezioni degli intestini, e una piccola quantità è evacuata dal sistema sotto forma di lacrime e altre secrezioni e escrezioni corporee. Ora, quanta acqua serve per sopperire a tali perdite? Vediamo. Una certa quantità di liquido è assorbita dal sistema tramite gli alimenti, soprattutto quando vengono ingeriti, ma si tratta solo di una piccola parte in confronto a quanto viene evacuato dal sistema durante la sua pulizia. Le grandi opere in merito all'argomento concordano nel dire che un uomo o una donna ordinari devono bere una quantità media d'acqua che va dai due a due litri e mezzo d'acqua al giorno per compensare tutte le perdite. Se il corpo non riceve tali quantità, attingerà i liquidi dal sistema fino al «prosciugamento» della persona, col conseguente deterioramento di tutte le sue funzioni fisiche e un «essiccamento» interiore oltre che esteriore (la macchina del corpo umano viene così privata del suo olio di lubrificazione e del suo agente pulente).

Due litri al giorno! Pensateci, voi che bevete circa cinquanta centilitri, se non meno, al giorno! Vi chiedete perché avete tutti i malanni del mondo? È normale che abbiate indigestioni, che siate costipati, esangui, nervosi e che vi sentiate male. Il vostro corpo è pieno di tantissime tossine che la Natura non è stata in grado di eliminare e di evacuare tramite i reni e la pelle perché l'avete privata del suo apporto d'acqua. Non c'è da stupirsi se il vostro colon è pieno di sostanze di scarto incrostate che avvelenano il vostro sistema, che la Natura non è stata in grado di eliminare alla solita maniera perché non gli avete procurato abbastanza acqua affinché potesse svuotare le sue fogne. Non c'è da stupirsi se non avete molta saliva e succhi gastrici, come pensate che la Natura possa produrli se non ha acqua a sufficienza? Non c'è da stupirsi se avete poco sangue, dove pensate che la Natura prenda i liquidi per fabbricarlo? Non c'è da stupirsi che i vostri nervi siano deperiti con tutte queste anomalie. La natura fa tutto il possibile malgrado la vostra negligenza. Essa attinge un po' d'acqua dal sistema per impedire alla macchina di arrestarsi completamente, ma non si permette di prenderne troppa, giunge perciò ad un compromesso. Fa come voi quando l'acqua della sorgente è prosciugata, provate a fare molto con poco, facendo le cose a metà.

Gli yogi non hanno paura di bere acqua a sufficienza ogni giorno. Non hanno paura di « fluidificare il sangue » come alcune di quelle persone « rinsecchite ».

La Natura rigetta sistematicamente gli eccessi, qualora ci siano,. Gli yogi non hanno sete « di acqua ghiacciata », un prodotto non naturale della civiltà, preferiscono un'acqua a 15 gradi. Bevono quando hanno sete ed hanno sete moderatamente, senza aver bisogno di rifocillarsi tanto quanto le persone *rinsecchite*. Gli yogi bevono regolarmente, ma ricordate che bevono piccole quantità alla volta. Non « esagerano », cosa che sarebbe anormale per loro, non naturale e nociva. In tutto il corso della giornata bevono a piccole quantità, ma di frequente. Quando lavorano, portano spesso con sé una bottiglia d'acqua e bevono regolarmente qualche sorso.

Chi per anni ha trascurato i propri istinti naturali ha quasi dimenticato la consueta abitudine di bere acqua ed ha bisogno di molto allenamento per riprenderla. Un po' di allenamento vi procurerà velocemente il bisogno d'acqua e, nel giro di pochissimo, ritroverete la vostra sete naturale. Un buon metodo consiste nell'avere un bicchiere d'acqua vicino, e di bere qualche sorso con regolarità, pensando nel frattempo al motivo per cui lo fate. Ditevi : « Do al mio corpo i liquidi di cui ha bisogno per funzionare correttamente, esso mi ringrazierà ridonandomi uno stato normale, dandomi forza e buona salute, facendo di me un uomo (o una donna) forte, sano e naturale.»

Gli yogi bevono un bicchiere d'acqua prima di coricarsi. Tale acqua è assorbita dal sistema ed è utilizzata per pulire il corpo durante la notte, i rifiuti verranno espulsi attraverso l'urina il giorno successivo. Bevono anche un bicchiere appena alzati, poiché la loro teoria dice che bere acqua un attimo prima del pasto permette la pulizia dello stomaco e l'eliminazione di depositi e scarti insediatisi durante la notte. Generalmente bevono un bicchiere d'acqua un'ora prima di ogni pasto, accompagnato da un leggero esercizio, con la consapevolezza che ciò prepara l'apparato digerente al pasto e accentua la fame naturale. Non hanno paura di bere un po' d'acqua durante il pasto (provate solo ad immaginare l'orrore di uno di quegli «insegnanti della salute» leggendo quanto appena scritto), ma comunque prestano attenzione a non *affogare* il loro cibo. Far passare gli alimenti con l'acqua non solo diluisce la saliva, ma vi fa ingoiare il cibo senza che esso sia correttamente imbevuto di saliva e masticato, mandandolo giù prima che la Natura sia pronta a farlo, e interferendo con il metodo yogi di masticare gli alimenti (consultate il capitolo su questo argomento). Gli yogi credono che l'acqua sia nociva durante il pasto solo in questo modo, dunque bevono un po' d'acqua ad ogni pasto per ammorbidire la massa di alimenti nello stomaco, in modo tale che questa piccola quantità non riduca l'efficacia dei succhi gastrici ecc.

Molti dei nostri lettori conoscono l'utilità dell'acqua calda come mezzo pulente per lo stomaco incrostato. Siamo d'accordo con questa pratica, quando necessaria, ma pensiamo che, se i nostri studenti applicassero lo stile di vita yogi illustrata nella presente opera, essi non avrebbero bisogno di pulire lo stomaco incrostato, poiché avrebbero uno stomaco assolutamente sano. In via preliminare per un'alimentazione ragionata, il malato può avere interesse a bere acqua calda per questo. Il miglior modo è bere lentamente circa cinquanta centilitri la mattina, prima della colazione, o circa un'ora prima di ogni pasto. Questo innescherà un'azione muscolare negli organi digestivi, che tenderanno ad evacuare gli elementi malsani precedentemente immagazzinati che l'acqua calda avrà così diluito e liberato. Ma si tratta solo di una soluzione temporanea.

La Natura non considera l'acqua calda come una bevanda regolare, per essere in salute (e per mantenerla) abbiamo bisogno solo di un'acqua temperata. Quando invece si perde la salute a causa della trasgressione di alcune regole della Natura, l'acqua calda risulta essere un buon metodo per fare pulizia prima di tornare alle abitudini naturali.

Avremo altro da dire riguardo l'utilizzo dell'acqua nell'atto di fare il bagnoagni, nel suo utilizzo esterno ecc. e vedremo tutto ciò in altri capitoli di questo libro. Per questo capitolo ci siamo dilungati sul suo utilizzo interno.

Oltre alle proprietà, ai ruoli e agli utilizzi dell'acqua già menzionati, vogliamo aggiungere che l'acqua contiene anche Prana in grande quantità, di cui una parte è estratta ed assorbita dal sistema, soprattutto se questo ne ha bisogno. Spesso avvertiamo il bisogno di bere un bicchiere d'acqua per il suo aspetto energetico poiché, per qualche ragione, le riserve di Prana sono basse e la Natura, sapendo di poter reperire il Prana in maniera rapida e veloce, crea così tale bisogno. Avrete tutti presente come talvolta un bicchiere d'acqua fresco possa agire come potente stimolante, che ci *rinfresca*, e che ci permette di tornare al lavoro dopo aver riconquistato vigore e energia. Non dimenticatevi dell'acqua quando vi sentite deboli. Insieme alla Respirazione yogi, essa conferirà all'uomo una nuova energia, più rapidamente di qualsiasi altro metodo.

Quando bevete un sorso d'acqua, tenetela in bocca un momento prima di ingoiarla. I nervi della lingua sono i primi (e i più rapidi) ad assorbire il Prana e questo metodo si rivelerà benefico, soprattutto se siete stanchi. Ricordatelo sempre.

Capitolo 14
La Respirazione dello Yogi

La vita dipende interamente dalla respirazione. «Il Respiro è la Vita.» Orientali e Occidentali, sebbene abbiano idee divergenti sui dettagli teorici e terminologici, sono d'accordo sui seguenti principi fondamentali. Respirare è vivere, e senza la respirazione, la vita è impossibile. Non solo gli animali superiori dipendono dalla respirazione per la loro salute e per vivere, ma anche gli animali inferiori devono respirare per vivere, come la pianta dipende dall'aria per continuare ad esistere.

Il neonato fa inspirazioni lunghe e profonde, le trattiene un attimo per trarne tutte le proprietà vitali, e poi espira con un grande grido, ed è così che prende il via la sua vita sulla terra. L'uomo vecchio espira debolmente e smette di respirare, allora la vita è giunta al termine. Tra la prima lieve inspirazione del neonato, e l'ultima espirazione dell'uomo sul suo letto di morte, c'è una lunga storia di respirazione continua. La vita è solo una serie di inspirazioni ed espirazioni.

La respirazione può essere considerata come la funzione più importante del corpo poiché tutte le altre funzioni dipendono da essa. L'uomo può continuare a vivere un periodo abbastanza lungo senza mangiare, un periodo molto più breve senza bere, ma senza respirare le sua esistenza si misura in minuti.

E non solo l'uomo dipende dalla respirazione per vivere, ma dipende anche molto dai metodi di respirazione per mantenere la sua vitalità ed evitare le malattie. Un controllo intelligente della nostra forza respiratoria allungherà la durata della nostra vita in questo mondo, donandoci una maggior vitalità e una capacità superiore di resistenza; al contrario, una respirazione imprudente accorcerà la nostra speranza di vita, diminuendo la nostra vitalità ed esponendoci alle malattie.

L'uomo, nel suo stato normale, non ha bisogno di imparare a respirare. Proprio come l'animale inferiore e il bambino, respira naturalmente e correttamente, come previsto dalla natura, ma la civiltà lo ha cambiato sotto questo ed altri aspetti. Ha acquisito metodi inappropriati di camminare, di stare in piedi e di sedersi, che lo hanno privato del suo diritto imprescrittibile ad una respirazione naturale e corretta. Ha pagato un alto prezzo in cambio della civilizzazione. Il selvaggio moderno respira in modo naturale, a meno che non sia stato contaminato dalle abitudini dell'uomo civilizzato.

La percentuale di uomini civilizzati che respirano decentemente è molto bassa, e si nota in chi ha il petto un po' *accartocciato* e le spalle ricurve, si nota nel grande aumento di malattie degli organi respiratori, ma anche nel presentarsi della tubercolosi, «la peste bianca». I grandi esperti hanno dichiarato che una generazione di persone in grado di effettuare una corretta respirazione permetterà di rinnovare la razza, e le malattie saranno così rare che diventeranno un'attrazione. Che si abbia un punto di vista orientale o occidentale, è innegabile e giustificato il rapporto tra una buona respirazione e la salute.

Gli insegnamenti occidentali mostrano che la salute fisica deriva sensibilmente da una buona respirazione. Gli insegnanti orientali non solo ammettono che i loro colleghi occidentali hanno ragione, ma aggiungono che oltre ai benefici fisici, una buona respirazione risultante dalla conoscenza della *Scienza della Respirazione* potrà favorire la forza mentale, la felicità, l'autocontrollo, la lungimiranza, la moralità, ed anche la crescita spirituale di un uomo. Intere scuole di Filosofia Orientale sono state fondate su tale scienza, e questo sapere, una volta messo in pratica dai popoli occidentali (il loro punto forte) compirà meraviglie. La teoria orientale combinata alla pratica occidentale, darà vita ad una degna discendenza.

Tale studio riprenderà la *Scienza del Respiro* dello yogi, che non solo include tutto lo scibile dei fisiologi e degli igienisti occidentali, ma anche l'aspetto soprannaturale dell'argomento. Oltre ad indicare la via verso la salute fisica, iscrivendosi nella categoria di ciò che gli scienziati occidentali hanno chiamato *respirazione profonda*, essa tocca allo stesso modo le parti meno conosciute dell'argomento.

Lo yogi effettua esercizi che gli permettono di ottenere il controllo del proprio corpo, ed inviare ad ogni organo o parte del corpo un forte flusso di forza vitale, o di «Prana», per rafforzarli e rinvigorirli. Egli è consapevole che tutti i suoi colleghi scienziati occidentali conoscono l'effetto fisiologico di una buona respirazione. Sa anche che l'aria contiene molto più ossigeno che idrogeno e azoto, e che avviene qualcosa di più che la semplice ossigenazione del sangue. Lui vede qualcosa in più a proposito del Prana che i suoi colleghi occidentali ignorano. È molto sensibile alla natura e al modo di manipolare questo grande principio di energia, e conosce la totalità dei suoi effetti sul corpo e la mente umana. Lo yogi sa che la respirazione ritmica permette di vibrare armoniosamente con la natura e permette lo sviluppo delle capacità latenti. Egli sa che grazie alla respirazione controllata, può guarire le proprie malattie e quelle degli altri, ma può anche liberarsi della paura e dell'inquietudine così come delle emozioni primarie.

Per quanto riguarda lo studio della respirazione, dobbiamo cominciare tenendo conto del meccanismo dei movimenti respiratori. Il meccanismo della respirazione si presenta tramite (1) il movimento elastico dei polmoni e (2) l'azione dei fianchi e del fondo della gabbia toracica dove si trovano i polmoni. Il torace è la parte del tronco compresa fra il collo e l'addome, e la gabbia toracica contiene soprattutto i polmoni e il cuore. Essa è sostenuta dalla colonna vertebrale, dalla cartilagine delle costole, dallo sterno, e dal diaframma nella parte sottostante. Generalmente viene indicata come *petto*. È spesso paragonata ad una scatola ermetica conica la cui piccola estremità è rivolta verso l'alto, il retro della scatola è rappresentato dalla colonna vertebrale, il davanti dallo sterno e i lati dalle costole.

Ci sono ventiquattro costole, dodici per lato, che escono dai due lati della colonna vertebrale. I sette paia superiori sono le *vere costole*, collegate direttamente allo sterno, mentre i cinque paia inferiori sono detti *false costole* o *costole fluttuanti* poiché non sono collegate come le precedenti; le due superiori sono unite a quelle sovrastanti dalla cartilagine, mentre le altre non ne hanno e le estremità anteriori sono libere.

Le costole vengono spostate nel corso della respirazione da due strati muscolari superficiali, detti muscoli intercostali.

Il diaframma, la parete muscolare menzionata in precedenza, separa il petto dalla cavità addominale.

Durante la respirazione, i muscoli si contraggono, creando un vuoto nei polmoni con lo scopo di provocare l'entrata d'aria, conformemente alla fisica. Tutto dipende dai muscoli impiegati durante la respirazione, che per comodità chiameremo *muscoli respiratori*. Senza l'aiuto di questi muscoli, i polmoni non potrebbero gonfiarsi. La Scienza del Respiro dipende in gran parte dal buon utilizzo e dal controllo di tali muscoli.

Il buon controllo di questi muscoli permetterà di poter espandere al massimo i polmoni e di ottenere nel sistema la più grande quantità di elementi vitali contenuti nell'aria.

Lo yogi distingue quattro metodi generali di Respirazione:

1. la Respirazione Alta;
2. la Respirazione Media;
3. la Respirazione Bassa;
4. la Respirazione Completa dello yogi.

(1) La Respirazione Alta

Questa forma di respirazione è conosciuta in occidente con il nome di Respirazione Clavicolare. Tale respirazione solleva le costole e alza la clavicola e le spalle, facendo rientrare l'addome che spinge il suo contenuto contro il diaframma, che si solleva a sua volta.

Viene utilizzata la parte superiore del petto e dei polmoni, che è la più piccola, e di conseguenza solo una minima quantità d'aria entra nei polmoni. Inoltre, con il diaframma sollevato, non è possibile alcuna espansione nella stessa direzione. Uno studio di anatomia legato al petto convincerà ogni studente che in tal modo, per ottenere un minimo risultato è impiegato un massimo sforzo.

Probabilmente la Respirazione Alta è la peggior forma di respirazione umana conosciuta e richiede la più grande spesa di energia per ottenere i più piccoli vantaggi. È un metodo dispendioso di energia a basso rendimento. È molto frequente nei popoli occidentali, molte donne ne sono dipendenti, ed anche i cantanti, i sacerdoti, gli avvocati ed altri (che dovrebbero dare prova di buonsenso), la utilizzano con incoscienza.

Molte malattie degli organi vocali e respiratori sono direttamente dovute a questo barbaro metodo di respirazione, e spesso la voce secca e sgradevole che ogni tanto si sente, è proprio dovuta all'affaticamento di questi organi delicati. Molte persone che respirano in questo modo diventano dipendenti dell'odiosa pratica della «respirazione orale», descritta nel capitolo precedente.

Se lo studente ha il minimo dubbio riguardo ciò che abbiamo appena detto, a proposito di tale forma di respirazione, lasciate che acquisisca esperienza, lasciate che espiri tutta l'aria dai suoi polmoni, poi rimanendo in piedi, con le braccia lungo il corpo, lasciate che sollevi le spalle e la clavicola e che respiri. Noterà che la quantità d'aria inspirata sarà notevolmente inferiore rispetto al solito. Allora lasciate che respiri profondamente dopo aver abbassato le spalle e la clavicola, sarà allora che avrà un esempio pratico di questa respirazione, di cui si ricorderà per molto tempo.

(2) La Respirazione Media

Questo metodo di respirazione è conosciuto dagli studenti occidentali come la Respirazione Costale, o Intercostale, e benché sia meno riprovevole della Respirazione Alta, essa è molto più inferiore alla Respirazione Bassa e alla Respirazione Completa dello yogi. Durante la Respirazione Media, il diaframma è spinto verso l'alto, e l'addome rientra. Le costole si sollevano leggermente e il petto è in parte disteso. Questo tipo di respirazione è molto frequente negli uomini che non sono affatto interessati a tale argomento. Poiché esistono due metodi migliori, proseguiremo per il nostro cammino, per attirare la vostra attenzione sui suoi difetti.

(3) La Respirazione Bassa

Questa forma di respirazione è molto migliore rispetto ai due precedenti, e negli ultimi anni molti scrittori occidentali hanno esaltato i suoi meriti e l'hanno utilizzata con il nome di «Respirazione Addominale», «Respirazione Profonda», «Respirazione Diaframmatica», ecc., e questo ha portato grandi benefici attirando l'attenzione del pubblico sull'argomento; di conseguenza molte persone sono state indotte ad utilizzarla come metodo sostitutivo dei due menzionati sopra. Molti «sistemi» di respirazione sono stati costruiti attorno alla Respirazione Bassa, ed alcuni studenti hanno pagato caro per apprendere il nuovo sistema. Ma come abbiamo detto, ne è risultato un grande beneficio, e dopotutto, gli studenti sono stati sicuramente ripagati se hanno poi effettivamente abbandonato i vecchi metodi della Respirazione Alta e Media.

Nonostante molti esperti occidentali scrivano e parlino di questo metodo come la miglior forma conosciuta di respirazione, gli yogi sanno che essa fa solo parte di un sistema che usano da secoli e che chiamano «Respirazione Completa». Tuttavia bisogna ammettere che innanzitutto è necessario conoscere i principi della Respirazione Bassa prima di poter capire la nozione di Respirazione Completa.

Ma torniamo al diaframma. Cos'è esattamente? Abbiamo visto che si tratta di una grande parete muscolare che separa il petto e il suo contenuto dall'addome e da ciò che contiene. In posizione di riposo, ha una forma concava contro l'addome. Ciò significa che il diaframma, visto dall'addome, risulterebbe come il cielo visto dalla terra, cioè come l'interno di un duomo. Di conseguenza, i lati del diaframma, verso gli organi toracici, hanno forma arrotondata protuberante, simile ad una collina. In azione, la collina è abbassata, e il diaframma poggia contro gli organi addominali e spinge il ventre a gonfiarsi.

Nella Respirazione Bassa, i polmoni hanno più libertà rispetto agli altri metodi già menzionati, e per questo, inspirano più aria. Ciò ha portato la maggior parte degli scrittori occidentali a parlare e a scrivere della Bassa Respirazione (detta Respirazione Addominale) come metodo superiore a tutti quelli noti alla scienza. Tuttavia, lo yogi orientale, conosce tale metodo da diverso tempo, e solo pochi scrittori occidentali hanno riconosciuto questo fatto. Il problema con tutti i metodi di respirazione, a parte la «Respirazione Completa dello yogi», poggia sul fatto che ognuna di essere è in grado di riempire d'aria solo una parte dei polmoni, anche con la Respirazione Bassa. La Respirazione Alta riempie solo la loro parte superiore. La respirazione media riempie solo la parte centrale e una parte superiore, la respirazione bassa riempie solo le parti inferiore e centrale. Allora diventa evidente che qualsiasi tipo di respirazione che li riempia nella loro interezza è sicuramente preferibile ad un tipo che ne riempie solo una parte. Una respirazione che riempie interamente i polmoni porterà grande beneficio all'uomo perché gli permetterà di assorbire la più grande quantità di ossigeno e di immagazzinare più Prana. La Respirazione Completa è considerata dagli yogi come il miglior metodo di respirazione conosciuto nel mondo scientifico.

(4) La Respirazione Completa dello yogi

La Respirazione Completa sembra avere tutti i vantaggi, e nessun difetto, di quelle Alta, Media e Bassa. Essa utilizza l'apparato respiratorio nel suo insieme, tutti i polmoni, ogni alveolo, ogni muscolo respiratorio. Tutto l'apparato reagisce a questo metodo di respirazione, e ne trae il massimo beneficio con il minimo sforzo. Il volume della gabbia toracica aumenta in tutte le direzioni nei normali limiti delle sue capacità, ed ogni parte del meccanismo effettua le sue funzioni e la sua normale attività.

Uno degli aspetti più importanti di questo metodo è che i muscoli respiratori sono impiegati completamente mentre gli altri metodi ne utilizzano solo una parte. Durante la Respirazione Completa, oltre ad altri muscoli, quelli che controllano le costole sono i più utilizzati, ciò che aumenta lo spazio per cui i polmoni possono gonfiarsi, porta anche il sostegno adeguato agli organi in caso di bisogno, mentre la Natura approfitta della perfezione del principio della leva nel corso del processo. Molti muscoli mantengono fermamente le costole inferiori in posizione, mentre altri alzano le costole verso l'esterno.

D'altronde, con questo metodo, il diaframma è perfettamente controllato, può compiere correttamente le sue funzioni ed essere utilizzato al massimo. Durante il movimento delle costole, quelle inferiori sono controllate dal diaframma che le tira leggermente verso il basso, mentre altri muscoli le tengono in posizione, e i muscoli intercostali le spingono verso l'esterno. Allora quest'azione combinata aumenta al massimo lo spazio centrale della gabbia toracica. Oltre a tale azione muscolare, anche le costole superiori sono sollevate e spinte verso l'esterno dai muscoli intercostali, il che porta al massimo lo spazio nella regione toracica superiore.

Se avete studiato le caratteristiche particolari dei quattro metodi di respirazione presentati, noterete subito che la Respirazione Completa riunisce tutti i vantaggi degli altri tre metodi, oltre ai vantaggi risultanti dall'azione combinata delle regioni toraciche centrale e superiore a quella del diaframma, e oltre al ritmo normale.

La Respirazione Completa dello yogi è la respirazione fondamentale su cui si basa la Scienza del Respiro yogi, e lo studente deve conoscerlo e dominarlo alla perfezione per poter sperare di ottenere risultati dalle altre forme di respirazione spiegate nella presente opera. Non deve accontentarsi di capirlo solo a metà, ma si deve impegnare in maniera totale nel suo studio fino a farlo diventare il suo metodo naturale di respirazione. Tutto ciò richiederà lavoro, tempo e pazienza, ma senza di esso non arriverà da nessuna parte. Non esiste una strada maestra che conduca alla Scienza del Respiro, e lo studente deve essere pronto ad esercitarsi e a studiare seriamente se desidera ottenere qualche risultato. Questi, ottenuti grazie ad una completa padronanza delle Scienza del Respiro, sono enormi, e chiunque li ottenga non intende ritornare ai vecchi metodi, dirà ai propri amici che i suoi sforzi sono stati completamente ricompensati. Diciamo questo ora perché possiate veramente prendere coscienza della necessità e dell'importanza di avere il controllo di questo metodo fondamentale di Respirazione yogi, invece di darle un'occhiata e perdersi in una delle sue variazioni che sembra interessante e che affronteremo più in là. Ancora una volta vi diciamo: «Cominciate bene ed otterrete ottimi risultati. Ma trascurate le vostre basi e, prima o poi, tutto ciò che avete costruito crollerà.

Il miglior modo per insegnarvi come sviluppare la Respirazione

Completa dello yogi è senza dubbio quello di darvi regole semplici sul respiro stesso, poi accompagnarle con osservazioni generali in proposito, e infine di darvi alcuni esercizi per il petto, i muscoli e i polmoni, che sono stati abbandonati a pessimi metodi di respirazione. Qui, vogliamo sottolineare che la Respirazione Completa non è un metodo forzato o anomalo, ma che al contrario, si tratta di un ritorno alle origini, un ritorno alla Natura. Il selvaggio adulto e il bambini civilizzato in buona salute respirano in questo modo, ma l'uomo civilizzato ha acquisito uno stile di vita, un modo di vestirsi, ecc., non normali e ha perso il suo diritto imprescrittibile. Vogliamo ricordare al lettore che la Respirazione Completa non ha bisogno di riempire i polmoni ad ogni inspirazione. Con tale metodo possiamo respirare una quantità media di aria e distribuirla, in piccola o grande quantità, a tutte le parti dei polmoni. Tuttavia è necessario svolgere serie complete di Respirazione Completa diverse volte al giorno, appena possibile, perché il sistema si mantenga in buono stato.

Il seguente esercizio vi darà una buona idea di ciò che vuol dire Respirazione Completa.

(1) Alzatevi, o rimanete in piedi. Respirate dalle narici, inspirate in modo continuo, riempendo innanzitutto la parte inferiore dei polmoni, utilizzando il diaframma. Esso scende ed esercita una piccola pressione sugli organi addominali, distendendo le pareti anteriori del ventre. Poi riempite la parte centrale dei polmoni, allontanando le costole inferiori, la clavicola e il petto. Poi, riempite la parte superiore dei polmoni facendo uscire fuori la parte superiore del torace che quindi si alza, come anche i sei o sette paia di costole superiori. Infine, come ultimo movimento, ritirate leggermente la parte inferiore del ventre per sostenere i polmoni e aiutarli a riempire la loro parte superiore.

A prima vista, alla lettura di questo esempio, sembra che tale respirazione si componga di ytre movimenti distinti, ma non è vero. L'inspirazione è costante, tutta la gabbia toracica, dal diaframma abbassato al punto più alto del petto, nella zona della clavicola, si gonfia con un movimento uniforme. Evitate le serie di inspirazioni spezzate e provate a realizzare un'azione regolare e continua. Esercitandovi, smetterete di dividere l'inspirazione in tre movimenti, e arriverete ad un respiro uniforme e continuo. Sarete capaci di effettuare l'inspirazione in qualche secondo dopo un po' di pratica.

(2) Trattenete il respiro per qualche secondo.

(3) Espirate lentamente, sostenendovi fermamente il petto, e ritirate un po' il ventre, innalzandolo dolcemente mentre l'aria esce dai polmoni. Una volta che l'aria è stata completamente espirata, distendete il petto e il ventre. Questa parte diventerà più facile dopo un po' di esercizio, e i movimenti, una volta acquisiti, diventeranno quasi automatici.

Da questo metodo di respirazione risulta che tutte le parti dell'apparato respiratorio sono messe in movimento, e che vengono utilizzate tutte le parti dei polmoni, fino agli alveoli più isolati. La gabbia toracica si estende in tutte le direzioni. Noterete anche che la Respirazione Completa, in fin dei conti, è una combinazione della Respirazione Bassa, Media e Alta, le quali si susseguono rapidamente in questo ordine, al fine di formare un'unica respirazione che sia uniforme, continua e completa.

Vi risulterà più facile fare l'esercizio davanti ad uno specchio, mettendo leggermente le mani sul ventre per avvertirne i movimenti. Alla fine dell'inspirazione, a volte è bene sollevare lievemente le spalle per alzare la clavicola e lasciare entrare liberamente l'aria nel piccolo lobo superiore del polmone destro, dove spesso si sviluppa la tubercolosi.

All'inizio della vostra pratica, vi risulterà difficile trovare la Respirazione Completa, ma è forgiando che si diventa fabbro, e quando ci riuscirete, non tornerete mai più volontariamente ai vecchi metodi.

Capitolo 15
Gli Effetti di una Buona Respirazione

Non c'è molto da dire sui vantaggi che accompagnano la pratica della Respirazione Completa. Infatti, uno studente che abbia letto attentamente le pagine precedenti non ha alcun bisogno che tali benefici gli vengano indicati. La pratica della respirazione completa proteggerà l'uomo o la donna dalla tubercolosi e da altre malattie polmonari, e li proteggerà da eventuali «raffreddori» o altri problemi legati ai bronchi. La tubercolosi generalmente è dovuta ad una diminuzione di vitalità provocata da un'insufficiente quantità di aria inspirata. A sua volta, la perdita di vitalità rende il sistema vulnerabile agli attacchi dei microbi patogeni. Una cattiva respirazione lascia inoltre inattiva una gran parte dei polmoni, che perciò si trasformano in un terreno molto ospitale per i bacilli che, una volta installatisi nei tessuti già indeboliti, possono provocare svariati danni. Al contrario, un tessuto polmonare in buona salute resisterà ai microbi, e il solo modo di avere un tessuto polmonare in buona salute è quello di usare correttamente i polmoni.

Chi è affetto dalla tubercolosi ha un petto stretto, questo cosa significa? Semplicemente che, in passato, queste persone sono state dipendenti da cattive abitudini respiratorie e che, di conseguenza, il loro petto non ha potuto svilupparsi e gonfiarsi. L'uomo che pratica la Respirazione Completa avrà un petto ben largo, mentre chi ne ha uno stretto potrà svilupparlo fino a raggiungere la giusta dimensione, qualora decidesse di adottare tale pratica respiratoria. Queste persone devono assolutamente sviluppare la loro gabbia toracica, ne va della loro vita. Spesso è possibile evitare i raffreddori effettuando una respirazione completa vigorosa se vi sentite particolarmente esposti. Quando avete freddo, respirate vigorosamente per qualche minuto e sentirete un raggio invadere tutto il vostro corpo. La maggior parte dei raffreddori possono essere guariti in un giorno grazie alla Respirazione Completa e ad un digiuno parziale.

La qualità del sangue dipende ampiamente dalla sua buona ossigenazione nei polmoni e, in caso di carenza di ossigeno, si impoverisce, riempiendosi di ogni tipo di impurità; in questo modo il sistema risente della mancanza di nutrienti e spesso viene avvelenato da quei rifiuti che, non essendo stati eliminati, restano nel sangue. Poiché l'alimentazione complessiva del corpo, in ogni suo organo o parte, dipende dal sangue, la presenza di sangue impuro avrà gravi conseguenze sull'insieme dell'organismo. La soluzione è semplice: praticate la Respirazione Completa dello yogi.

Lo stomaco e tutti gli altri organi legati alla digestione risentono molto della cattiva respirazione; non solo la mancanza di ossigeno ne causa un'inadeguata alimentazione ma, data la necessità degli alimenti di assorbire l'ossigeno dal sangue per potersi ossigenare prima di essere digeriti e assimilati, è ovvio che anche la digestione e l'assimilazione dei nutrienti risentano della cattiva respirazione. Inoltre, quando l'assimilazione è anomala, il sistema risulta malnutrito, diventa inappetente, perde forza ed energia e l'uomo deperisce, spegnendosi. Tutto questo a causa di una cattiva respirazione.

Anche il sistema nervoso soffre a causa della cattiva respirazione, nella misura in cui il cervello, la colonna vertebrale, i centri nervosi e i nervi stessi, quando sono sottoalimentati dal sangue, diventano strumenti inutili e inefficaci per generare, immagazzinare e trasmettere gli impulsi nervose. Un tale cambiamento è inevitabile qualora i polmoni non assorbano ossigeno a sufficienza. Un altro aspetto legato alle implicazioni della cattiva respirazione riguarda gli impulsi nervosi o, più particolarmente, la forza motrice che li produce. Per il momento è sufficiente dire che, in mancanza di una respirazione adeguata, tale forza si affievolisce; questo, però, riguarda un'altra fase dell'argomento che vi presenteremo nel corso dei prossimi capitoli. Il nostro scopo qui è di attirare la vostra attenzione sul fatto che la funzionalità d'alimentazione nervosa propria del sistema nervoso può esser facilmente minata a seguito di un'impropria respirazione.

Nel corso della respirazione completa, durante l'inspirazione, il diaframma si contrae ed esercita una leggera pressione sul fegato, sullo stomaco e su altri organi; con il ritmo dei polmoni, tale pressione tende a creare un leggero massaggio agli stessi organi, stimolandone l'attività e favorendone quindi il buon funzionamento. Ogni inspirazione aiuta questo esercizio interno, e contribuisce al crearsi di una circolazione sanguigna normale verso gli organi dell'alimentazione e dell'eliminazione. Nell'alta o media respirazione, gli organi perdono i vantaggi di tale massaggio interno.

Attualmente l'Occidente conferisce molta importanza alla cultura fisica, il che è ottimo. Eppure, nel suo entusiasmo, il mondo occidentale non deve dimenticare che l'esercizio dei muscoli esterni non è tutto. Anche gli organi interni devono essere allenati, e la Natura prevede che lo si faccia grazie ad una buona respirazione. Il principale strumento per tale esercizio interno è il diaframma. Il suo movimento fa vibrare gli organi fondamentali dell'alimentazione e dell'eliminazione, massaggiandoli ad ogni inspirazione ed espirazione e facendo circolare il sangue al loro interno, dando loro un tono generale. Qualsiasi organo o parte del corpo che non viene allenata subirà una progressiva atrofizzazione e rifiuterà di funzionare correttamente. La mancanza di esercizio interno esercitato dal diaframma, danneggerà gli malati. La Respirazione Completa trasmette il giusto movimento al diaframma e allena la zona toracica centrale e la zona superiore. Si tratta di un'azione realmente *completa*.

Dal punto di vista della fisiologia occidentale, senza fare riferimento alle filosofie e alle scienze orientali, il metodo di respirazione completa dello yogi è di vitale importanza per ogni uomo, donna e bambino che desideri essere in buona salute. La sua semplicità spinge migliaia di persone a non prenderla seriamente ed a spendere invecedelle fortune per ritrovare la salute attraverso «metodi» complicati e costosi. La salute bussa alla loro porta e loro non aprono. In realtà, la pietra che i costruttori rifiutano risulta essere la vera pietra angolare del loro Tempio della Salute.

Capitolo 16
Esercizi di Respirazione

Vi illustriamo ora tre forme di respirazione molto apprezzate dagli yogi. La prima, molto conosciuta, è la Respirazione Purificatrice dello yogi, a cui si attribuisce la grande resistenza polmonare degli yogi. Essi sono soliti terminare un esercizio respiratorio con questa Respirazione Purificatrice, di cui abbiamo seguito il metodo in questo libro. Presentiamo anche l'Esercizio di Dinamismo Nervoso dello yogi, trasmesso da secoli da generazioni di yogi, il quale non ha potuto essere perfezionato dai professori di culturismo occidentale, sebbene alcuni di essi abbiano «preso in prestito» questo metodo dai maestri yogi. Inoltre, vi mostriamo la Respirazione Vocale dello Yogi, a cui la classe superiore degli yogi orientali deve in gran parte la sua voce melodiosa e energica. Si pensa che se questo libro contenesse solo tre esercizi, sarebbe inutile per gli studenti occidentali. Quindi considerate questi esercizi come un regalo da parte dei vostri fratelli orientali, e metteteli in pratica.

La Respirazione Purificatrice dello yogi

Gli yogi privilegiano una forma di respirazione che praticano quando avvertono il bisogno di ossigenare o purificare i polmoni. Questa respirazione conclude gran parte degli altri loro esercizi respiratori, che vi abbiamo accennato in questa sede. La respirazione purificatrice ossigena e purifica i polmoni, stimola gli alveoli e dà un tono generale agli organi respiratori, cosa che favorisce la loro generale buona salute. Escludendo tale effetto, risulta che essa rinfreschi anche ampiamente il sistema nella sua interezza. Gli oratori, i cantanti, ecc., troveranno tale respirazione estremamente riposante dopo aver affaticato gli organi respiratori.

1. Inspirate completamente.

2. Trattenete il respiro per qualche secondo.

3. Portate in avanti le labbra come se doveste fischiare (ma senza gonfiare le guance), ed espirate vigorosamente un po' d'aria. Poi aspettate un attimo, sempre trattenendo il fiato, ed espirate di nuovo un po' d'aria. Ripetetelo fino alla completa espirazione dell'aria. Non dimenticate di espirare in modo energico.

Questa respirazione sarà per voi molto gradevole, soprattutto se vi sentite stanchi o *svuotati*. Lo studente si convincerà della sua efficacia provandola. Bisogna praticare questo esercizio fino a farlo diventare naturale, facile e perfettamente compreso perché viene effettuato in conclusione di molti esercizi spiegati in questo volume.

La Respirazione di Dinamismo Nervoso dello yogi

Si tratta di un esercizio molto diffuso fra gli yogi che lo considerano come uno dei più grandi stimolanti e tonificanti nervosi conosciuti dall'uomo. Il suo scopo è di stimolare il sistema nervoso, e di sviluppare la forza, l'energia e la vitalità dei nervi. Tale esercizio crea una pressione stimolante sui centri nervosi importanti che, a loro volta, stimolano e dinamizzano l'insieme del sistema nervoso ed inviano un forte flusso di forza nervosa a tutte le parti del corpo.

1. State dritti.

2. Inspirate completamente, e trattenete il respiro.

3. Stendete le braccia in avanti tenendole rilassate, usando un minimo di forza nervosa per mantenerle tese.

4. Avvicinate lentamente le mani verso le vostre spalle, contraendo poco a poco i muscoli e mettendoci forza, in modo che quando vi toccherete le spalle, avrete i pugni talmente serrati che tremeranno.

5. Poi, sempre continuando a contrarre i muscoli, aprite i pugni prima di ripiegare rapidamente le vostre braccia (sempre in contrazione) diverse volte.

6. Espirate vigorosamente attraverso la bocca.

7. Effettuate la Respirazione Purificatrice.

L'efficacia di tale esercizio poggia molto sulla velocità con cui ripiegate le vostre braccia, sulla tensione dei muscoli e, senza dubbio, sui polmoni gonfiati. È provandolo che è possibile apprezzare questo esercizio. È un «ricostituente» ineguagliabile, come direbbero i nostri amici occidentali.

La Respirazione Vocale dello yogi

Gli yogi conoscono un tipo di respirazione che sviluppa la voce. Essi sono conosciuti per le loro voci magnifiche, forti, dolci, chiare e altisonanti. Hanno praticato questa forma di esercizio respiratorio che ha reso le loro voci dolci, belle e morbide conferendogli questo carattere danzante, indescrivibile e particolare, associato ad una grande forza. Con il tempo, l'esercizio che andiamo a spiegare conferirà allo studente assiduo queste qualità, o la voce yogi. Ovviamente è necessario comprendere che questa forma di respirazione deve essere praticata solo occasionalmente, e non come respirazione regolare.

1. Inspirate completamente e lentamente, continuamente, dalle narici, andando il più piano possibile.
2. Trattenete il respiro per qualche secondo.
3. Aprite la bocca ed espirate energicamente l'aria con un soffio.
4. Effettuate la Respirazione Purificatrice.

Senza andare troppo nel dettaglio delle teorie dello Yoga per quanto riguarda la produzione del suono quando parliamo e cantiamo, ci teniamo a dire che l'esperienza ha insegnato loro che il timbro, la qualità e la forza vocale non dipendono solo dagli organi vocali della gola, ma anche dai muscoli facciali, ed altri muscoli, che hanno un ruolo molto importante. Alcuni uomini dal petto sviluppato producono solo un suono debole, mentre altri con il petto più piccolo producono, in rapporto, suoni dalla qualità incredibilmente potente. Ecco un'esperienza che vale la pena di essere provata:

1. Mettetevi davanti ad uno specchio, portate in avanti le labbra e fischiate. Notate la forma della vostra bocca e l'espressione del vostro viso.

2. Poi, parlate o cantate come lo fareste di solito ed osservate la differenza.

3. Allora ricominciate a fischiare per qualche secondo, poi, *senza cambiare la posizione delle vostre labbra o l'espressione*, cantate qualche nota e vedrete come sarà energico e chiaro il suono che produrrete.

I sette esercizi seguenti sono i preferiti degli yogi per lo sviluppo dei polmoni, dei muscoli, dei legamenti, degli alveoli, ecc., sono molto semplici e allo stesso tempo molto efficaci. Non lasciatevi ingannare dalla loro semplicità, poiché sono il risultato di esperimenti e pratiche minuziose realizzate dagli yogi, sono l'essenza di molti esercizi complessi e difficili, di cui si è eliminato il superfluo e conservato l'essenziale.

La Respirazione Trattenuta

Si tratta di un esercizio molto importante che rafforzerà e svilupperà i muscoli respiratori e i polmoni, inoltre la sua pratica giornaliera gonfierà il petto. Gli yogi hanno notato che trattenere il respiro di tanto in tanto, dopo aver riempito i polmoni grazie alla Respirazione Completa, è molto benefico per gli organi respiratori, ma anche per gli organi dell'alimentazione, per il sistema nervoso e anche per il sangue. Hanno visto che trattenere il respiro puntualmente tende a purificare l'aria delle precedenti inspirazioni conservata nei polmoni e ad ossigenare meglio il sangue. Sanno anche che trattenere il respiro raggruppa tutti gli scarti, poi gli elementi impoveriti vengono espulsi dal sistema con l'espirazione e i polmoni sono purificati nello stesso modo in cui un lassativo pulisce gli intestini. Gli yogi raccomandano la pratica di questo esercizio per diverse malattie intestinali, del fegato e del sangue, e sono convinti che liberi dall'alito cattivo, spesso causato da polmoni mal ossigenati. Raccomandiamo a i nostri studenti di prestare grande attenzione a questo esercizio molto benefico. Le istruzioni di seguito riportate vi daranno un'idea di cosa si tratta.

1. State dritti.
2. Inspirate completamente.
3. Trattenete il respiro per tutto il tempo che potete.
4. Espirate vigorosamente tramite la bocca.
5. Effettuate la Respirazione Purificatrice.

All'inizio, saprete trattenere il respiro solo per poco tempo, ma con un po' di allenamento migliorerete. Cronometratevi se volete vedere i vostri progressi.

La Stimolazione degli Alveoli

Questo esercizio mira a stimolare gli alveoli polmonari, ma i principianti non devono abusarne, e in nessun caso bisogna praticarlo in maniera vigorosa. Alcuni potranno avvertire una lieve vertigine al primo tentativo, in questo caso, camminate fate due passi ed interrompete un attimo l'esercizio.

1. State dritti.
2. Inspirate molto lentamente e progressivamente.
3. Mentre inspirate, picchiettatevi leggermente il petto con le dita in diversi punti.
4. Una volta che i polmoni sono pieni, trattenete il respiro e accarezzatevi il petto con i palmi delle mani.
5. Effettuate la Respirazione Purificatrice.

Questo esercizio, ben conosciuto dalla pratica Yoga, tonifica e stimola ampiamente tutto il corpo. Un grande numero di alveoli polmonari diventa inattivo a causa di una respirazione incompleta, fino quasi ad atrofizzarsi. Chi pratica da anni una respirazione incompleta troverà difficile stimolare la totalità di questi alveoli maltrattati per riattivarli tramite la Respirazione Completa, ma tale esercizio sarà di enorme aiuto per il raggiungimento del risultato e merita, di conseguenza, di essere studiato e praticato.

L'Allungamento Costale

Abbiamo spiegato che le costole sono attaccate grazie alla cartilagine, che permette un'importante dilatazione. Con una buona respirazione, le costole svolgono un ruolo fondamentale, ed è buono effettuare occasionalmente esercizi speciali per mantenerne la flessibilità. Stare dritti, o sedersi in una posizione non naturale, pratica da cui dipendono molti Occidentali, tende ad irrigidire o a ridurre più o meno l'elasticità delle costole, e tale esercizio sarà estremamente utile per venirne a capo.

1. State dritti.
2. Mettete le braccia il più alto che potete sotto le ascelle, in modo che i vostri pollici raggiungano la vostra schiena, che i vostri palmi si trovino sui lati del petto e che le vostre dita siano davanti sul petto.
3. Inspirate completamente.
4. Trattenete il respiro un istante.
5. Poi, stringete leggermente i vostri fianchi espirando lentamente.
6. Effettuate la Respirazione Purificatrice.

Siate moderati nella realizzazione di questo esercizio e non abusatene.

Rigonfiamento del Torace

Il petto tende e rientrare a forza di inchinarci durante il nostro lavoro. Questo esercizio sarà benefico per il ritrovamento di una posizione naturale e per lo sviluppo del petto.

1. State dritti.
2. Inspirate completamente.
3. Trattenete il respiro.
4. Stendete le braccia davanti a voi e tenete i pugni chiusi uno contro

l'altro al livello delle spalle. (Posizione 4)

5. Poi, portate energicamente i pugni indietro con un movimento laterale, perché si trovino al livello delle vostre spalle. (Posizione 5)

6. Poi, tornate in Posizione 4, e portate i pugni in Posizione 5. Ripetete.

7. Espirate vigorosamente con la bocca.

8. Effettuate la Respirazione Purificatrice.

Siate moderati nel praticare questo esercizio e non abusatene.

L'Esercizio della Marcia

1. Camminate a testa alta, il mento leggermente in dentro, le spalle indietro e con passo misurato.

2. Inspirate completamente, e contate (mentalmente) 1, 2, 3, 4, 5, 6, 7, 8, una battuta per ogni passo.

3. Espirate completamente, e contate (mentalmente) 1, 2, 3, 4, 5, 6, 7, 8, una battuta per ogni passo.

4. Ripetete fino a sentire la fatica. Allora riposatevi un po', e riprendete quando volete. Ripetete l'esercizio diverse volte al giorno.

Alcuni yogi diversificano questo esercizio trattenendo la respirazione su una battuta di 1, 2, 3, 4, poi inspirando su una battuta a otto passi. Praticate il metodo che preferite.

L'Esercizio Mattutino

1. State sull'attenti, testa alta, occhi che guardano davanti, spalle indietro, ginocchia rigide, braccia lungo il corpo.

2. Mettetevi lentamente sulla punta dei piedi, inspirate completamente, continuamente e lievemente.

3. Trattenete il respiro per qualche secondo, sempre nella stessa posizione.

4. Tornate lentamente alla prima posizione espirando dolcemente dalle narici.

5. Effettuate la Respirazione Purificatrice.

Ripetete più volte, cambiando postura : utilizzate solo la gamba destra, poi solo la gamba sinistra.

La Stimolazione della Circolazione

1. State dritti.
2. Inspirate completamente e trattenete il respiro.
3. Piegatevi leggermente in avanti, impugnate fermamente un bastone o una canna e mettete progressivamente tutta la vostra forza sulla presa.
4. Lasciate la presa, tornate alla posizione iniziale, ed espirate lentamente.
5. Ripetete più volte l'esercizio.
6. Terminate con la Respirazione Purificatrice.

Questo esercizio può essere realizzato senza accessori, anche solo immaginando di tenere una canna e usando la volontà per poggiarvisi. Si tratta di uno degli esercizi preferiti della pratica yogi per stimolare la circolazione conducendo il sangue arterioso alle estremità e portando il sangue venoso verso il cuore e i polmoni affinché assorba l'ossigeno dell'aria inspirata. Nel caso di una cattiva circolazione, i polmoni non hanno sangue a sufficienza per assorbire la quantità aumentata di ossigeno inspirato, e il sistema non può trarre il massimo beneficio di una migliore respirazione. È soprattutto in questo caso che bisogna praticare occasionalmente questo esercizio oltre alla solita Respirazione Completa.

Capitolo 17
La Differenza tra la Respirazione
Nasale e la Respirazione Vocale

Uno dei primi insegnamenti della Scienza della respirazione yogi è quello di respirare attraverso le narici e di liberarsi della respirazione orale.

Il meccanismo respiratorio umano è composto in modo che sia possibile respirare sia con la bocca, sia con il naso, ma per l'uomo è necessario conoscere quale metodo usare poiché uno gli procurerà forza e salute, mentre l'altro porterà malanni e debolezza.

È inutile consigliare agli studenti la respirazione tramite le narici, nonostante sia la migliore da usare, perché purtroppo l'ignoranza in proposito dei popoli civilizzati è incredibile. Ovunque vediamo persone che respirano con la bocca, e lasciano che i loro figli imitino questa orribile e riprovevole pratica.

La maggior parte delle malattie che affliggono il genere umano sono dovute senza dubbio a questa abitudine comune di respirazione orale.

Lasciar respirare i bambini in questo modo, vuol dire farli crescere con meno vitalità e con una fragile costituzione, e renderli deboli e malati cronici da adulti. La madre del popolo selvaggio fa di meglio, guidata ovviamente dal suo istinto. Sembra sapere istintivamente che le narici rappresentano la giusta via per far arrivare l'aria ai polmoni ed essa educa suo figlio a chiudere la bocca e a respirare con il naso. Quando dorme gli inclina la testa in avanti, in modo tale da obbligarlo a chiudere la bocca e a respirare dalle narici. Se le nostre madri civilizzate facessero lo stesso, sarebbe meraviglioso per la razza umana.

Molte malattie contagiose vengono contratte a causa della terribile abitudine di respirare con la bocca, come molti casi di raffreddore e corizza. Moltissime persone che, per una questione di apparenza, di giorno tengono la bocca chiusa, di notte respirano con la bocca e si ammalano. Alcuni studi scientifici hanno dimostrato che i soldati e i marinai che dormivano con la bocca aperta correvano un maggior rischio di contrarre malattie contagiose rispetto a quelli che respiravano con il naso. Ciò è stato dimostrato quando un'epidemia di vaiolo scoppiò su una nave, ed ogni vittima colpita respirava con la bocca, mentre furono risparmiati coloro che respiravano con il naso.

L'unico apparato protettivo, filtro o «acchiappa polvere» degli organi respiratori si trova nelle narici. Quando si respira dalla bocca, non vi è alcun filtro tra la bocca e i polmoni, non c'è nulla che possa trattenere la polvere o altri elementi estranei contenuti nell'aria. Tra la bocca e i polmoni, la sporcizia e le impurità hanno libero accesso al sistema respiratorio. Inoltre, questa cattiva respirazione permette all'aria fredda di entrare negli organi danneggiandoli. L'infiammazione degli organi respiratori risulta spesso dall'inalazione di aria fredda tramite la bocca. L'uomo che respira oralmente si sveglia sempre con la bocca secca e una sensazione di secchezza in gola. Infrange una delle leggi della natura e semina la malattia.

Ancora una volta, ricordatevi che la bocca non offre nessuna protezione agli organi respiratori e che l'aria fredda, la polvere, le impurità e i microbi penetrano facilmente. D'altra parte, le narici e i condotti nasali sono testimoni della minuziosa concezione della natura in questo contesto. Le narici sono due condotti stretti e tortuosi, costituiti da una moltitudine di peli dritti che fungono da filtro o come una sorta di setaccio che trattiene le impurità (e altre sostanze) dell'aria che verranno eliminate con l'espirazione. Le narici non solo svolgono questo importante compito, ma hanno anche la funzione di riscaldare l'aria inspirata. Il condotto delle narici è ricoperto da una mucosa calda che, a contatto con l'aria inspirata, la riscalda perché non provochi danni ai delicati organi della gola o dei polmoni.

Nessun animale, ad eccezione dell'uomo, dorme o respira con la bocca aperta, e infatti, si pensa sia stato proprio l'uomo civilizzato ad aver traviato le funzioni della natura, visto che i popoli selvaggi o barbari respirano quasi sempre in maniera corretta. È probabile che questa abitudine anomala degli uomini civilizzati sia stata acquisita da uno stile di vita non naturale, un lusso debilitante e un eccessivo calore.

L'apparato di depurazione, di filtraggio e di setacciatura delle narici prepara l'aria per renderla capace di raggiungere i delicati organi della gola e dei polmoni, e ciò è possibile solo se essa attraversa la fase di depurazione naturale. Le impurità bloccate e trattenute dal setaccio e dalla mucosa delle narici vengono nuovamente espulse durante l'espirazione, e qualora queste siano entrate così velocemente da aver passato i filtri ed esser riuscite a giungere *luoghi vietati*, la natura ci protegge provocando uno starnuto, tramite cui è possibile espellere l'intruso.

L'aria, quando entra nei polmoni, è diversa dall'aria esterna tanto quanto l'acqua distillata è diversa dall'acqua del serbatoio La struttura purificatrice complessa delle narici, che bloccano e trattengono le particelle impure dell'aria, è indispensabile come il riflesso della bocca a trattenere i noccioli delle ciliege o le lische di pesce e ad impedire loro di proseguire verso lo stomaco. L'uomo non deve più respirare dalla bocca come non deve provare a mangiare con il naso.

Un'altra caratteristica della respirazione orale è che i condotti nasali, essendo allora molto meno utilizzati, non possono restare puliti e liberi, allora si intasano e si incrostano, e corrono maggior rischio di prendere malattie. Proprio come le strade abbandonate si ritrovano sempre ricoperte d'erba e detriti, le narici inutilizzate si riempiono di impurità e di rifiuti.

Chi è abituato a respirare con il naso non soffrirà di naso otturato o congestionato, ma faremmo meglio a dire qualcosa in più sul modo di conservare le narici pulite e sane, per coloro che sono stati più o meno dipendenti dalla respirazione orale, e che desiderano imparare un metodo naturale e razionale.

Un metodo di predilezione orientale è quello di «sniffare» un po' d'acqua con le narici lasciandola colare in gola, per poi risputarla dalla bocca. Alcuni yogi indù immergono il viso in un recipiente pieno d'acqua, ma questo è un metodo che richiede molto esercizio, e il primo che abbiamo spiegato è comunque efficace nonché più facile da realizzare.

Un alto buon metodo è quello di aprire la finestra e respirare liberamente, chiudendo una narice con l'indice o il pollice e inspirando l'aria dalla narice aperta. Poi, si fa lo stesso con l'altra narice. Ripetete più volte queste azioni. Questo metodo libererà le narici da qualsiasi ostruzione.

Consigliamo vivamente allo studente di adottare questo metodo di respirazione se non lo usa già, e lo avvertiamo di non ignorare o considerare inutile tale parte dell'argomento.

Capitolo 18
Le Piccole «Vite» del Corpo

Lo Hatha Yoga insegna che il corpo fisico è costituito da cellule che possiedono esse stesse una «vita» in miniatura che controlla la loro azione. Queste «vite» infatti sono piccolissime parti di una mente intelligente ad un certo livello di sviluppo, e che permettono alle cellule di svolgere correttamente il loro compito. Queste piccole intelligenze cellulari sono perfettamente adattate al loro ruolo specifico. L'azione selettiva delle cellule di estrarre i nutrienti indispensabili contenuti nel sangue e di espellere il superfluo, illustra tale intelligenza. La digestione, l'assimilazione, ecc., danno prova dell'intelligenza individuale o collettiva (di gruppo) delle cellule. La cicatrizzazione delle ferite, la corsa delle cellule nelle parti del corpo dove sono più necessarie, e si potrebbero fare altre centinaia di esempi, per lo studente yogi sono tutte dimostrazioni della «vita» che esiste in ogni atomo. Per lo yogi ogni atomo è qualcosa che ha una propria vita indipendente. Tali atomi si riuniscono in gruppi con un determinato obiettivo, e il gruppo possiede un'intelligenza collettiva (per tutto il tempo che costituisce un gruppo), poi essi si riuniscono a loro volta e formano corpi di natura più complessa che fungono da recipiente per forme di coscienze superiori.

Alla morte del corpo fisico, le cellule si dividono e si sparpagliano, e inizia quel processo denominato decomposizione. La forza che teneva insieme le cellule scompare, esse sono allora libere di andare dove vogliono e di formare nuove combinazioni. Alcune vanno nei corpi delle piante vicine, e poi forse si ritrovano nel corpo di un animale. Altre, restano nell'organismo della pianta, e altre ancora restano nel suolo per un determinato periodo. Ma la vita dell'atomo è sinonimo di cambiamento incessante e mutevole. Un importante scrittore ha affermato: «La morte non è altro che un parte della vita, e la distruzione di una forma materiale è solo il preludio della nascita di un'altra.» Daremo un'idea ai nostri studenti della natura e del lavoro di questa vita cellulare, della vita di queste piccole vite del corpo.

Le cellule del corpo comportano tre principi: (1) la materia, che esse acquisiscono tramite il cibo, (2) il Prana, o la forza vitale, che esse trovano negli alimenti che ingeriamo, nell'acqua che beviamo e nell'aria che respiriamo, e che permette loro di compiere azioni, (3) l'intelligenza, o «la sostanza mentale», che proviene dallo Spirito Universale. Prima di tutto, osserviamo più da vicino l'aspetto materiale della vita cellulare. Come abbiamo già detto, ogni corpo vivente è un insieme di minuscole cellule. Questo è valido, ovviamente, per tutte le parti del corpo, dall'osso solido al più molle dei tessuti, dallo smalto dei denti alla parte più delicata della mucosa. Tali cellule presentano varie forme, che sono determinate dalle esigenze delle loro funzioni, o compiti specifici. Ogni cellula è, sotto ogni aspetto, un individuo, separato e più o meno indipendente, nonostante sia sottomesso al controllo della mente del gruppo cellulare, agli ordini dei grandi gruppi e infine, alla mente centrale dell'uomo, la funzione di controllo, o almeno in gran parte, controllata dallo Spirito Istintivo.

Queste cellule lavorano costantemente, svolgendo tutti i compiti del corpo, ed ognuna possiede un ruolo ben preciso da svolgere al meglio. Alcune sono di *riserva* e sono in «attesa di istruzioni», pronte ad attivarsi in caso di bisogno improvviso. Altre fanno parte della comunità cellulare attiva e producono le secrezioni e i liquidi necessari ai diversi compiti del sistema. Una parte delle cellule ha un posto fisso (altre sono immobili finché non sono necessarie, poi si mettono in movimento) e altre si spostano continuamente, alcune compiono tragitti regolari ed altre vagano. Tra le cellule in movimento, una parte prende il ruolo di trasportatore, un'altra si reca in diversi punti per svolgere piccoli compiti, altre si occupano del recupero, e infine un altro gruppo si comporta come le forze di polizia, o l'esercito, della comunità cellulare. La vita cellulare del corpo è simile ad una grande colonia che funziona in base ad un piano di cooperazione, ogni cellula ha il proprio compito da svolgere per il bene della comunità, ognuna lavora per il gruppo, e tutte cooperano per il benessere comune. Le cellule del sistema nervoso trasmettono i messaggi da una parte del corpo al cervello, e dal cervello fino ad un'altra parte del corpo, come fili del telefono viventi : poiché i nervi sono costituiti da cellule microscopiche, attaccate le une alle altre, in possesso di piccole sporgenze simili ad altre cellule, si può dire che esse si tengono per mano e costituiscono una catena dove circola il Prana. I trasportatori, il lavoratori in continuo spostamento, i poliziotti, i soldati, ecc., della comunità cellulare sono milioni di milioni in ogni corpo umano. Si stima che solo in ogni centimetro quadrato di sangue si trovino almeno 75 000 000 000 (settantacinquemila milioni) di globuli rossi, senza contare le altre cellule. Si tratta di una comunità grandissima.

I globuli rossi, che sono i trasportatori generici del corpo, fluttuano nelle arterie e nelle vene, assorbono ossigeno nei polmoni e lo trasportano ai diversi tessuti del corpo, apportando vita e forza alle parti. Al ritorno attraverso le vene, portano con sé le sostanze di scarto del sistema, di cui i polmoni, ecc., si liberano. Come una nave mercantile, queste cellule trasportano un carico quando escono e ne riportano un secondo quando tornano. Altre cellule attraversano le pareti delle arterie, delle vene e dei tessuti quando sono mandate in missione di riparazione, ecc.

Oltre ai globuli rossi, o trasportatori, esistono diversi tipi di cellule sanguigne tra cui le più interessanti sono quelle che fungono da poliziotti e soldati della comunità cellulare. Il lavoro di queste cellule è di proteggere il sistema dai microbi, dai batteri, ecc., che potrebbero provocare malattie o problemi. Quando una di queste cellule di controllo entra in contatto con un microbo intruso, lo immobilizza e se non è troppo grande lo divora, altrimenti «chiama rinforzi» per accerchiare il nemico e portarlo in un luogo del corpo dove potrà essere espulso. I foruncoli, i brufoli, ad esempio, rappresentano tali espulsioni o comunque nemici della polizia dell'organismo.

I globuli rossi hanno molto da fare. Trasportano l'ossigeno, i nutrienti presi dagli alimenti per portarli alle parti del corpo che ne hanno bisogno per costruire e riparare. Dai nutrienti estraggono solo gli elementi necessari alla fabbricazione dei succhi gastrici, della saliva, dei succhi pancreatici, della bile, del latte, ecc., poi li combinano in buona quantità per il loro utilizzo. Essi compiono migliaia di funzioni e sono costantemente occupati, come le formiche che vanno e vengono dal formicaio. Da molto tempo il professore orientale conosce e insegna l'esistenza di queste «piccole vite», ma è stato necessario che anche la scienza occidentale vi si interessasse per scoprire i dettagli del loro ruolo.

Ad ogni istante della nostra esistenza ci sono cellule che nascono e che muoiono. Le cellule si riproducono crescendo e dividendosi, la cellula originale cresce fino a costituire due parti legate da una piccola «cintura», poi tale connessione si rompe e al posto di un'unica cellula, ne ritroviamo due indipendenti. A sua volta la nuova cellula si divide, e così via. Le cellule permettono al corpo di continuare ad effettuare il suo lavoro di rigenerazione. Ogni parte del corpo umano subisce un costante cambiamento e i tessuti sono ininterrottamente rinnovati. La nostra pelle, le nostre ossa, i nostri capelli, i nostri muscoli, ecc., sono sempre in riparazione e «trasformati». Ci vogliono circa quattro mesi per la sostituzione di un'unghia e circa quattro settimane per la pelle. Ogni parte del corpo è usata, rinnovata e riparata continuamente. E tutti questi piccoli lavoratori, le cellule, sono gli organismi che si occupano di questo incredibile compito. Si tratta di milioni di piccoli lavoratori in costante movimento o che lavorano in posti fissi in tutte le parti del corpo, che rinnovano i tessuti usurati, sostituendoli con nuovi elementi e espellendo fuori dal sistema le particelle di materie usate o nocive.

Negli animali inferiori, la Natura concede allo Spirito Istintivo una maggiore libertà e più responsabilità, e man mano che la vita si innalza nella catena, sviluppando capacità di ragionamento, lo Spirito Istintivo sembra ridurre la sua portata. Per esempio, i granchi e gli animali che appartengono alla famiglia degli aracnidi hanno la capacità di farsi ricrescere le mandibole, le zampe, le chele, ecc. Le lumache possono rigenerare parti della loro testa, come gli occhi in caso di danneggiamento. Alcuni pesci possono sviluppare nuove code. Le salamandre e le lucertole possono farsi ricrescere la coda, le ossa, i muscoli e alcune parti della colonna vertebrale. Le forme più inferiori della vita animale hanno un potere di rigenerazione delle membra pressoché illimitato e possono praticamente ricostituirsi completamente, a condizione che resti una minima parte del loro corpo su cui ricostruire. Gli animali più evoluti hanno ampiamente perso il loro potere di rigenerazione e l'uomo è quello che ne ha perso di più a causa del suo stile di vita. Tuttavia, fra gli Hatha yogi più avanzati, alcuni hanno ottenuto risultati sorprendenti a tal proposito, e chiunque, con una pratica assidua, può tenere sotto il proprio controllo lo Spirito Istintivo e le cellule in modo da ottenere incredibili effetti rigeneratori per la sostituzione di parti malate o indebolite del proprio corpo.

Ma anche l'uomo ordinario possiede ancora un grado eccezionale di potere di recupero, che si manifesta incessantemente, sebbene egli non vi presti alcuna attenzione. Prendiamo ad esempio la cicatrizzazione di una ferita. Vediamo cosa accade poiché merita ampiamente la vostra attenzione e il vostro studio. È così frequente che tendiamo ad ignorarla, eppure è così fantastica che lo studente si renderà conto della grandezza dell'intelligenza impiegata in questa situazione.

Supponiamo che il corpo umano sia ferito, cioè che sia tagliato o lacerato a causa di un qualche evento esterno. I tessuti, i vasi linfatici e sanguigni, le ghiandole, i muscoli, i nervi e a volte anche le ossa, vengono sezionati e il loro legame interrotto. La ferita sanguina, si apre e provoca un dolore. I nervi trasmettono il messaggio al cervello, gridando per avere un immediato aiuto, e lo Spirito Istintivo invia messaggi per tutto il corpo, alla ricerca di sufficiente manodopera che si rechi sul luogo di pericolo. Nel frattempo, il sangue che cola dai vasi sanguigni danneggiati lava, o almeno prova a farlo, le sostanze estranee che sono entrate nell'organismo, come terra, batteri, ecc., che diventerebbero un veleno se venissero ignorati. Il sangue, a contatto con l'aria esterna, coagula e si trasforma in una sorta di sostanza collosa, appena simile alla colla, che forma una prima crosta. I milioni di globuli rossi il cui ruolo è di assicurare la riparazione, arrivano rapidamente sui luoghi d'interesse e avviano immediatamente la riconnessione dei tessuti, dando prova di un'intelligenza e un'efficacia incredibili nel loro lavoro. Allora, le cellule dei tessuti, dei nervi, dei vasi sanguigni dei due lati della ferita aumentano e si moltiplicano, creando milioni di nuove cellule che, avanzando ad ogni lato della ferita, alla fine si incontrano al centro. Questa formazione di nuove cellule sembra disordinata, uno sforzo inutile, ma molto rapidamente si manifesta il controllo dell'intelligenza ai comandi e ai suoi centri d'influenza secondari. Le nuove cellule dei vasi sanguigni si legano con lo stesso tipo di cellule provenienti dal lato opposto della ferita, e creano nuovi condotti tramite cui è possibile il passaggio del sangue. Le cellule di quello che viene chiamato il «tessuto connettivo» si uniscono con i loro simili e richiudono la ferita. Vengono prodotte nuove cellule nervose ad ogni estremità e, stendendo i loro filamenti, riparano poco a poco condotti sezionati affinché sia possibile la trasmissione di un messaggio senza interruzioni. Alla fine di tutto questo lavoro «interno» e dopo che i vasi sanguigni, i nervi e i tessuti connettivi siano completamente riparati, entrano in scena le cellule della pelle per terminare il lavoro: appaiono nuove cellule epidermiche e sulla ferita si crea una nuova pelle, che nel frattempo si è cicatrizzata. È tutto metodico, disciplinato e intelligente. La cicatrizzazione delle ferite, un processo apparentemente molto semplice, pone l'osservatore di fronte all'Intelligenza propria di tutta la Natura, e gli lascia vedere la Creazione in piena azione. La Natura è sempre pronta ad illuminarci e a farci dare uno sguardo nella stanza dei segreti che si nasconde dietro tutto, ma noi, povere creature ignoranti, non rispondiamo al suo invito e lo ignoriamo, e sprechiamo la nostra forza mentale con sciocchezze e richieste malsane.

Ecco ciò che succede per il lavoro cellulare. Lo spirito cellulare, che viene dallo Spirito Universale (la grande riserva di «sostanza mentale»), è informato e diretto dalla mente dei centri cellulari, a loro volta controllati da centri superiori, e di seguito fino a raggiungere il centro dello Spirito Istintivo. Tuttavia, lo spirito cellulare non può manifestarsi senza questi altri due principi: la materia e il Prana. Esso ha bisogno di nuovi materiali che gli sono forniti dagli alimenti ben digeriti per crearsi un mezzo di espressione. Allo stesso modo ha bisogno di Prana, o di forza vitale, per muoversi e agire. I tre principi della Vita: lo spirito, la materia e la forza, sono indispensabili alle cellule umane. Lo spirito richiede forza o energia (Prana) per manifestarsi tramite azioni sulla materia. La stessa cosa vale per il grande come per il piccolo, in alto come in basso.

Nei capitoli precedenti, abbiamo parlato dell'argomento della digestione e dell'importanza di fornire al sangue una grande riserva di alimenti nutrienti ben digeriti affinché possa svolgere le sue funzioni di
riparazione e di costruzione nelle parti del corpo. Nel corso di questo
capitolo, vi abbiamo illustrato come le cellule utilizzavano i nutrienti per
la costruzione, come li impiegavano per il loro sviluppo e infine come
esse si sviluppavano nel corpo. Poi assorbono una quantità di Prana, o di
energia vitale, e vengono portate o spinte dove sono necessarie, dove si
costruiscono e formano nuovi tessuti, ossa, muscoli, ecc. Senza i materiali
giusti per crearsi un corpo, queste cellule non possono compiere la loro
missione: infatti, non possono affatto esistere. Le persone che si sono
lasciate andare e che soffrono di malnutrizione sono lontane dall'avere
una normale quantità di globuli rossi e di conseguenza le funzioni del
sistema non possono essere svolte. Le cellule devono possedere materiali
per creare corpi, ed esiste una sola maniera per procurarglieli: grazie ai
nutrienti degli alimenti. E a meno che non ci sia sufficiente Prana nel
sistema, queste cellule non avranno abbastanza energia per compiere il
loro lavoro, e ci sarà un'atonia in tutto il sistema.

A volte, lo Spirito Istintivo è talmente molestato e perseguitato dall'Intelletto dell'Uomo che adotta idee assurde e le paure di quest'ultimo, e
non può più fare correttamente il suo abituale lavoro, e le cellule non si
generano più come necessario. In questi casi, quando l'Intelletto prende coscienza della verità, cerca di riparare i suoi errori passati e prova
a rassicurare lo Spirito Istintivo sul fatto che esso comprende perfettamente i suoi obblighi e che d'ora in poi esso potrà regnare sul suo rea-
me, il tutto accompagnato da parole confortanti, di elogio e di rassicu-
razione, finché lo Spirito Istintivo ritrovi il suo equilibrio e gestisca di
nuovo la propria attività. Talvolta, lo Spirito Istintivo è estremamente
influenzato dalle vecchie idee negative del suo proprietario, o di altri,
è totalmente perduto e gli serve molto tempo per ritrovare la calma e
il sangue freddo. E in questi casi, sembrerebbe quasi che alcuni centri
cellulari secondari si ribellino e si rifiutino di sottomettersi alla dittatura
del quartier generale. In questi due casi, i fermi ordini della volontà sono
indispensabili per ristabilire la pace, l'ordine e un'attività appropriata in

tutte le parti del corpo. Non dimenticate che esiste una certa forma di Intelligenza in ogni organo e parte del corpo, e che, generalmente, un ordine impellente della Volontà risolverà le anomalie.

Capitolo 19
L'Energia Pranica

Nella lettura dei capitoli di questo libro, lo studente noterà che esiste contemporaneamente un lato esoterico e un lato essoterico allo Hatha Yoga. Ciò che intendiamo per «esoterico» è : «Ciò che è riservato solo agli iniziati, ad un circolo ristretto» (TLFi— *Trésor de la langue française informatisé*), e per «essoterico», intendiamo : «Che può essere divulgato, insegnato pubblicamente. È il contrario di esoterico» (TLFi— *Trésor de la langue française informatisé*). Il lato essoterico, o pubblico, dell'argomento posa sulla teoria dell'ottenimento dei nutrienti a partire dagli alimenti, le proprietà d'irrigazione e di eliminazione dell'acqua, i vantaggi dei raggi solari per favorire la crescita e la salute, i benefici dell'esercizio fisico e di una buona respirazione, i vantaggi legati all'aria pura, ecc. Tali teorie sono ben conosciute in Occidente e in Oriente, dal non-occultista e dall'occultista, ed entrambi riconoscono la verità e i benefici che possono essere ottenuti dalle loro applicazioni. Ma esiste un ulteriore aspetto, a cui gli Orientali e gli occultisti di solito non sono estranei, ma che gli Occidentali ignorano e di cui coloro che non si interessano alle scienze occulte non sanno molto. Questa parte esoterica dell'argomento riguarda ciò che gli Orientali chiamano Prana. Questi ultimi, come tutti gli occultisti, sanno che l'uomo ottiene tanto Prana quanti nutrienti a partire dal cibo, o quanta purificazione realizzata dall'acqua che beve, o quanto Prana è così ben distribuito da rendere possibile un semplice sviluppo muscolare risultante dall'esercizio fisico, o quanto calore è apportato dai raggi del sole, o quanto ossigeno che respira, e così via. Questo argomento del Prana si incastra nell'insieme della Filosofia dello Hatha Yoga, e deve essere accuratamente studiato dagli studenti. Di conseguenza, dobbiamo interessarci alla questione successiva : «Cos'è il Prana ?»

Abbiamo spiegato la natura e gli utilizzi del Prana nel nostro libro

«La scienza della respirazione» così come in «La filosofia dello Yoga e l'occultismo orientale» più noto con il nome di «Le lezioni dello yogi».

Riempire le pagine di questo libro con ciò che sembrerebbe essere una ripetizione di ciò che è già stato affrontato negli altri nostri libri non ci piace affatto. Ma in questo caso, e in altri, dobbiamo ripetere ciò che abbiamo già detto perché molti lettori di questo libro forse non hanno letto le nostre precedenti pubblicazioni, e perciò sarebbe ingiusto nei loro confronti non menzionare nulla a proposito del Prana. Così, uno studio sullo Hatha Yoga senza la descrizione del Prana sarebbe impensabile. Non ci dilungheremo su questa descrizione interessandoci solo agli elementi essenziali dell'argomento.

Gli occultisti di tutte le epoche e di tutti i paesi hanno sempre insegnato, di solito segretamente ad un gruppo ristretto di seguaci, che si trovava nell'aria, nell'acqua, nel cibo, nei raggi del sole e ovunque, una sostanza o un principio da cui proviene ogni attività, energia, forza e vitalità. Essi divergono sui termini e i nomi dati a tale forza così come sui dettagli delle loro teorie, ma il principio essenziale si ritrova in tutti gli insegnamenti e in tutte le filosofie occulte, e fa parte degli insegnamenti e delle pratiche degli yogi orientali da secoli. Abbiamo preferito designare questo principio vitale con il termine conosciuto degli insegnanti indù, degli studenti guru e dei chela, e per questo abbiamo usato la parola sanscrita «Prana» che significa «Energia Assoluta».

Le autorità occulte insegnano che il principio, designato dal termine «Prana» dagli indù, è il principio universale di energia o di forza, e che ogni forma di energia o di forza proviene da esso, o piuttosto, è una forma particolare della sua manifestazione. Queste teorie non necessitano della nostra attenzione per lo studio dell'argomento di nostro interesse, e perciò ci limiteremo ad una comprensione del Prana in quanto principio dell'energia che si manifesta in ogni essere vivente, differenziandoli in tal modo dagli esseri non viventi. Possiamo considerarlo perciò come il principio attivo di vita, Forza Vitale se preferite. Si trova in tutte le forme di vita, dall'ameba all'uomo, dalla forma più elementare di vita vegetale alla forma più superiore di vita animale. Il Prana è onnipresente. Si trova in tutto ciò che ha vita e, secondo l'insegnamento filosofico occulto, la vita fa parte di tutto, di ogni atomo, e l'assenza di dinamismo apparente di alcune cose non è altro che una sua più debole manifestazione: perciò possiamo dedurre che il Prana è ovunque e in tutto. Il Prana non deve essere confuso con l'Ego, quel frammento dello Spirito Divino che si trova in tutte le anime, attorno a cui si ammassa la materia e l'energia. Il Prana è solo una forma di energia utilizzata dall'Ego per la sua manifestazione materiale. Quando l'Ego lascia il corpo, il Prana, che allora non è più sotto il suo controllo, obbedisce solo agli ordini degli atomi individuali, o dei gruppi di atomi, che costituiscono il corpo, e quando esso si decompone e si riassorbe nei suoi elementi d'origine, ogni atomo porta con sé una quantità sufficiente di Prana per poter creare nuove combinazioni. Il Prana inutilizzato ritorna alla grande riserva universale da cui proviene. Quando l'Ego è sotto controllo, la coesione è possibile e gli atomi formano un qualcosa di omogeneo per Sua Volontà.

Definiamo Prana un principio universale, tale principio è l'essenza del movimento, della forza e dell'energia che si manifestano tramite la forza di gravità, l'elettricità, il movimento dei pianeti e tutte le forme di vita, dalla più superiore alla più inferiore. La si può definire come l'animo della Forza e dell'Energia sotto tutte le forme, e questo principio, che funge in una certa maniera, crea la forma di attività che accompagna la Vita.

Questo grande principio è presente in tutte le forme materiali, ma non è la materia stessa. È nell'aria, ma non è l'aria stessa e nemmeno uno dei suoi elementi chimici. Costituisce il cibo che mangiamo ma è diverso dai nutrienti degli alimenti. È nell'acqua che beviamo, ma non è uno o più elementi chimici che una volta combinati compongono l'acqua. Fa parte della luce del sole, ma non è né il calore né la luce. È l' *energia* in tutte le cose, che non sono altro che vettori.

E l'uomo è capace di estrarlo dall'aria, dal cibo, dall'acqua, dalla luce del sole e di trarne profitto. Ma affinché possiamo essere ben comprensibili, non abbiamo affatto intenzione di dire che questo Prana non fa parte di queste cose se non con l'unico scopo di essere utilizzato dall'uomo. Lontano da questo, il Prana esiste in queste cose per seguire la grande legge della Natura, e la capacità dell'uomo di estrarlo e di utilizzarlo è solo casuale.

Gli animali e le piante lo respirano nell'aria e perciò non potrebbero sopravvivere se l'aria ne fosse sprovvista e se i loro polmoni fossero pieni. È assorbito dal sistema con l'ossigeno e quindi, non è l'ossigeno. Il Prana è nell'atmosfera, ma è anche altrove, e può infiltrarsi dove l'aria non può arrivare. L'ossigeno dell'aria ha un ruolo importante per il mantenimento della vita animale, il carbonio ha un ruolo simile nella vita vegetale, ma il Prana ha il suo ruolo ben distinto nella manifestazione della vita, oltre alle sue funzioni fisiologiche.

Inspiriamo costantemente l'aria carica di Prana, e lo estraiamo per appropriarcene e trarne vantaggio. Nell'atmosfera il Prana si trova sotto la sua forma più libera, è presente in grande quantità nell'aria fresca, e lo estraiamo molto più facilmente dall'aria che non da qualsiasi altro ambiente. Durante la normale respirazione, assorbiamo ed estraiamo una normale quantità di Prana, ma con una respirazione controllata e regolata (conosciuta generalmente come la Respirazione dello yogi), siamo capaci di estrarne una quantità superiore, che successivamente viene immagazzinata nel cervello e nei centri nervosi per essere utilizzata in caso di necessità. Possiamo immagazzinare il Prana, proprio come un accumulatore immagazzina elettricità. Le numerose capacità attribuite agli occultisti avanzati provengono per la maggior parte dal loro sapere su tale argomento e dal loro utilizzo intelligente di tale energia accumulata. Gli yogi sanno che grazie ad alcune forme di respirazione possono stabilire un certo legame con la riserva di Prana e possono attingervi secondo necessità. In questo modo non solo rafforzano tutte le parti del loro corpo, ma il cervello stesso riceve più energia da questa stessa sorgente, allora le capacità latenti si sviluppano dando accesso a capacità psichiche. Colui che controlla la scienza dell'accumulazione del Prana, che lo faccia coscientemente o meno, respira spesso la vitalità e la forza che sono percepite da chi è in contatto con lui. Una tale persona può conferire la sua forza agli altri e apportare una maggior vitalità e una miglior salute. Quella che viene chiamata la «magnetoterapia» è realizzata in questo modo, sebbene molti che la praticano non siano coscienti della fonte del loro potere.

Gli scienziati occidentali hanno poche conoscenze sul grande principio di cui l'aria è carica, ma siccome non sono stati in grado di trovarne alcuna traccia chimica o di individuarla tramite uno strumento, hanno messo in ridicolo la teoria orientale. Incapaci di spiegare tale principio, ne rifiutano l'esistenza. Tuttavia, sembrano ammettere che l'aria di alcuni luoghi possegga una maggior quantità di *qualcosa* e i malati vi si recano sotto consiglio dei loro medici per ritrovare la salute. L'ossigeno dell'aria è assorbito nel sangue ed è utilizzato dal sistema circolatorio. Il Prana dell'aria è assorbito dal sistema nervoso che lo impiega allora durante il suo lavoro. Proprio come il sangue circola in tutte le parti del sistema per costruire e alimentare, anche il Prana circola in tutte le parti del sistema nervoso, apportando forza e vitalità. Vedendo il Prana come il principio attivo di ciò che noi definiamo «vitalità», possiamo farci un'idea nuova e migliore della sua importanza nelle nostre vite. Come l'ossigeno nel sangue si esaurisce a causa della domanda del sistema, la quantità di Prana del sistema nervoso viene consumato dai nostri pensieri, dalle nostre volontà, dalle nostre azioni, ecc., e di conseguenza è indispensabile un continuo rinnovamento. Ogni pensiero, azione, sforzo di volontà, ogni movimento dei muscoli, richiede una certa quantità di ciò che noi chiamiamo la forza nervosa, che non è altro che una forma di Prana. Per muovere un muscolo, il cervello invia un impulso nervoso, e il muscolo si contrae impiegando Prana. È ricordando che la maggior parte del Prana ottenuto dall'uomo gli arriva dall'aria inspirata, che è possibile prendere coscienza dell'importanza di una corretta respirazione.

Si vedrà che le teorie scientifiche occidentali sulla respirazione si limitano agli effetti dell'assorbimento dell'ossigeno e del suo ruolo nel sistema circolatorio, mentre la teoria dello Yoga considera anche l'assorbimento del Prana e le sue manifestazioni nei canali del Sistema Nervoso. Prima di procedere, gettiamo una rapida occhiata al Sistema Nervoso.

Il Sistema Nervoso umano si divide in due grandi sistemi: il Sistema Cerebro-Spinale e il Sistema Simpatico. Il primo comprende tutta la parte del Sistema Nervoso contenuto tra la cavità cranica e il canale rachidiano, cioè il cervello e il midollo spinale con i nervi che vi sono attaccati. Tale sistema governa le funzioni della vita animale, come la volontà, la sensazione, ecc. Il Sistema Simpatico comprende tutta la parte del Sistema Nervoso che si trova principalmente nella cavità toracica, addominale e pelvica, e negli organi interni. Esso controlla le attività involontarie come la crescita, l'alimentazione, ecc.

Il Sistema Cerebro-Spinale si occupa della vista, dell'udito, del gusto, dell'olfatto, del tatto, ecc., mette le cose in movimento. È utilizzato dall'Ego per pensare, manifestare una coscienza. È uno strumento grazie a cui l'Ego comunica con l'esterno. Tale sistema può essere paragonato ad un telefono, il cui cervello sarebbe la parte principale, e la colonna vertebrale e i nervi rappresenterebbero rispettivamente il cavo e i fili.

Il cervello è una grossa massa di tessuti nervosi, e si divide in tre parti: il Cervello, o la forza cerebrale, che occupa le parti superiori, anteriore, centrale e posteriore del cranio; il Cervelletto, o il «piccolo cervello», si trova nelle parti inferiori e posteriore del cranio; il Midollo Allungato, che è il prolungamento dell'origine del midollo spinale, che si trova davanti al Cervelletto.

Il Cervello è l'organo di quella parte della mente che si manifesta nell'azione ragionata. Il cervelletto regola i movimenti dei muscoli volontari. Il Midollo Allungato è l'estremità protuberante superiore del midollo spinale. I Nervi Cranici escono dal Cervello e dal Midollo Allungato per raggiungere le diverse parti della testa, gli organi di senso, alcuni organi toracici e addominali, così come gli organi respiratori.

Il Midollo Spinale riempie il canale rachidiano nella colonna vertebrale, o *spina dorsale*. Si tratta di una lunga massa di tessuti nervosi, che escono dalle diverse vertebre per comunicare tramite i nervi con tutte le parti del corpo. Il Midollo Spinale è come un grosso cavo telefonico, e i nervi sono come piccole linee private che vi si attaccano.

Il Sistema Nervoso Simpatico è composto da due paia di catene di Gangli ad ogni lato della Colonna Vertebrale, così come di diversi gangli sparpagliati nella testa, nel collo, nel petto e nell'addome. (Un ganglio è un ammasso di corpi cellulari neuronali.) Questi gangli sono collegati tra loro tramite alcuni filamenti e allo stesso modo sono legati al Sistema

Cerebro-Spinale tramite i nervi motori e sensoriali. Da questi gangli escono moltissime fibre che si estendono agli organi del corpo, ai vasi sanguigni, ecc. In diversi punti, i nervi si incontrano e formano ciò che noi chiamiamo plessi. Il Sistema Simpatico controlla praticamente le attività involontarie come la circolazione, la respirazione e la digestione.

La potenza o la forza trasmessa dal cervello a tutte le parti del corpo grazie ai nervi, per la scienza occidentale si chiama *forza nervosa*, sebbene lo yogi la riconosca come una manifestazione del Prana. Per natura e per velocità, somiglia ad una corrente elettrica. Vedremo che senza questa «forza nervosa» il cuore non batterebbe, il sangue non circolerebbe, i polmoni non respirerebbero, i diversi organi non potrebbero funzionare, e insomma, il meccanismo del corpo cesserebbe di funzionare. Peggio ancora, il cervello non potrebbe pensare senza Prana. Considerando questi fattori, l'importanza dell'assorbimento del Prana allora diventa evidente, e la Scienza della respirazione gli attribuisce un'importanza ben maggiore di quella conferitagli dalla scienza occidentale.

Contrariamente alla scienza occidentale, gli insegnamenti dello Yoga approfondiscono più un aspetto essenziale del Sistema Nervoso. Ci riferiamo a ciò che la scienza occidentale chiama il «Plesso Solare» e stima che esso costituisca solo una parte di una serie di fili aggrovigliati di nervi simpatici i cui gangli si trovano in diverse parti del corpo.

La scienza dello Yoga insegna che il Plesso Solare infatti è una parte molto importante del Sistema Nervoso e che si tratta di una sorta di cervello, con compiti fondamentali nell'economia umana. La scienza occidentale sembra avvicinarsi al riconoscimento di tale fatto, noto agli Yogi orientali da secoli, e questi ultimi anni, alcuni scrittori occidentali hanno rinominato «Cervello Addominale» il Plesso Solare. Il Plesso Solare si trova nella regione Epigastrica, proprio dietro la *bocca dello stomaco* e ogni lato della colonna vertebrale. È fatto di materie cerebrali bianche e grige, simili a quelle che compongono gli altri cervelli dell'uomo. Esso controlla i principali organi interni dell'uomo ed ha un ruolo ben più importante di quello che si pensa. Non affronteremo la parte della teoria yogi che riguarda il Plesso Solare, se non per dire che essi la conoscono per essere la grande riserva centrale di Prana. È noto che alcuni uomini sono morti all'istante in seguito ad un colpo violento al Plesso Solare, e che combattenti riconosciuti conoscono la sua vulnerabilità e spesso paralizzano temporaneamente i loro avversari colpendoli in tale zona.

La parola «Solare» è appropriata per questo *cervello* in quanto spande la forza e l'energia a tutte le parti del corpo, ed anche la parte superiore del cervello ne dipende in gran parte per la sua riserva di Prana. Presto o tardi, la scienza occidentale riconoscerà pienamente la vera funzione del Plesso Solare e gli concederà un ruolo maggiore rispetto a quello attuale conferitogli nei manuali e nei loro insegnamenti.

Capitolo 20
Gli Esercizi Pranici

Nel corso dei precedenti capitoli di questo libro, vi abbiamo spiegato che il Prana poteva essere ottenuto dall'aria, dal cibo e dall'acqua. Vi abbiamo dato consigli precisi sulla respirazione, sull'alimentazione e sull'utilizzo dei liquidi. Resta poco da dire sull'argomento. Ma prima di volgere la nostra attenzione verso altro, pensiamo sia utile presentarvi un po' la teoria e la pratica superiori dello Hatha Yoga, in rapporto con l'ottenimento e la distribuzione del Prana. Alludiamo a ciò che viene chiamato «Respirazione Ritmica», tema centrale di molti esercizi dello Hatha Yoga.

Tutto sta nella vibrazione. Dall'atomo più piccolo alla stella più grande, tutto è vibrazione. Nulla è immobile nella natura. L'assenza di vibrazione in un solo atomo dilanierebbe l'universo. È in questa incessante vibrazione che si realizza l'opera universale. La materia è continuamente manipolata dall'energia che dà vita ad una moltitudine di forme e ad un numero infinito di varietà, non permanenti. Esse iniziano a cambiare nell'istante stesso della loro creazione, danno vita ad un numero incalcolabile di forme che, a loro volta, si trasformano e generano nuove forme, e così via, fino all'infinito. Nulla è permanente nel mondo delle forme, eppure la grande Realtà è immutabile. Le forme sono solo apparenze, vanno e vengono, ma la Realtà è eterna e inalterabile. Gli atomi del corpo umano vibrano costantemente. Sono in continuo cambiamento. Nell'arco di qualche mese, avviene un cambiamento quasi completo della materia che compone il corpo, così praticamente non ci sarà più nessun atomo che componeva allora il vostro corpo. La vibrazione, la costante vibrazione. Il cambiamento, l'incessante cambiamento.

Ogni vibrazione ha un certo ritmo. Il ritmo è onnipresente nell'universo. La danza dei pianeti intorno al sole, le onde del mare, il battito del cuore, il flusso delle maree, tutto obbedisce a leggi ritmiche. I raggi del sole ci raggiungono, la pioggia cade su di noi, e questo sempre nel rispetto della stessa legge. La crescita è la dimostrazione di tale legge. Ogni movimento è manifestazione della legge ritmica. Il nostro corpo è influenzato dalle leggi ritmiche proprio come la Terra che gira attorno al sole. Una grande parte dell'aspetto esoterico della Scienza della respirazione dello yogi posa su questo famoso principio della natura. Secondo il ritmo del corpo, lo yogi riesce ad assorbire una grande quantità di Prana, che utilizza per realizzare ciò che desidera. Più avanti affronteremo questo argomento più nel dettaglio.

Il corpo che abitate è simile ad un piccolo braccio di mare che penetra nella terra. Sebbene sembri soggetto alle sue proprie leggi, esso è sottoposto al flusso delle maree dell'oceano. Il grande mare della vita si infrange e si ritira, si agita e si calma, e noi reagiamo alle sue vibrazioni e al suo ritmo. In tempi normali, riceviamo la vibrazione e il ritmo dal grande oceano della vita e gli rispondiamo, ma, a volte, la foce del braccio di mare sembra bloccata da trucioli e diventa incapace di ricevere lo slancio dell'Oceano Madre, causando allora disarmonia.

Avete sentito dire come una nota suonata da un violino, ripetutamente e ritmicamente, crea una risonanza che, a lungo andare, potrebbe distruggere un ponte. Vale lo stesso per un reggimento di soldati quando attraversano un ponte, dove l'ordine è sempre quello di «non rompere il passo», con il rischio che il ponte ceda e si porti dietro il reggimento. Queste manifestazioni dell'effetto della risonanza vi daranno un'idea dell'effetto della respirazione ritmata sul corpo. L'insieme del sistema si accorda sulla vibrazione e si armonizza con la volontà, che crea il movimento ritmico dei polmoni, e mentre resterà in questa perfetta armonia, il sistema reagirà rapidamente agli ordini della volontà. Con il corpo così all'unisono, lo yogi non ha alcuna difficoltà ad accrescere volontariamente la circolazione in qualsiasi parte del corpo e, allo steso modo può dirigere un afflusso di corrente nervosa in qualsiasi parte del corpo o organo per rafforzarlo e stimolarlo.

Così, grazie alla respirazione ritmica, lo yogi in qualche modo «segue l'oscillazione» e sarà capace di assorbire e controllare una quantità superiore di Prana, che allora sarà sotto la sua volontà. Può e l'utilizzerà come un vettore per proiettare i suoi pensieri alle altre persone e per attirare tutti coloro i cui pensieri sarebbero accordati sulla stessa vibrazione. I fenomeni di telepatia, di scambio del pensiero, di guarigione mentale, di ipnosi, ecc., che attualmente interessano l'Occidente, ma che sono conosciuti dagli yogi da secoli, possono essere sensibilmente rafforzati e aumentati se la persona proietta i suoi pensieri dopo aver effettuato la respirazione ritmica. Questa respirazione raddoppierà o triplicherà il valore della guarigione mentale, magnetica, ecc.

L'elemento principale da comprendere durante la respirazione ritmica è il concetto mentale di ritmo. Chi ha conoscenze musicali sarà abituato al concetto di misure. Per gli altri, il passo cadenzato del soldato: « Sinistro, destro; sinistro, destro; sinistro, destro; un, due, tre, quattro; un, due, tre, quattro,» vi darà un'idea.

Lo yogi basa la sua misura su un'unità in accordo con il battito del suo cuore. Il cuore batte diversamente in ogni persona, ma tale unità propria a ciascuno è la base del ritmo propria di ogni individuo durante la sua respirazione ritmica. Controllate il battito del vostro cuore a riposo mettendo le dita sul polso, poi contate « 1, 2, 3, 4, 5, 6; 1, 2, 3, 4, 5, 6,» ecc., fino a prendere perfettamente il ritmo. Vi abituerete a prendere il ritmo esercitandovi un po', e potrete rifarlo più facilmente. Il principiante generalmente inspira 6 pulsazioni, ma con un po' di esercizio potrà aumentare tale cifra.

La regola dello yogi per la respirazione ritmica è che le unità di inspirazione e di espirazione devono essere le stesse, mentre le unità per trattenere la respirazione e quelle interposte fra queste devono essere uguali alla metà delle unità di inspirazione e di espirazione.

Il seguente esercizio di Respirazione Ritmica deve essere perfettamente padroneggiato, poiché si tratta della base di molti altri esercizi di cui parleremo in seguito.

1. State dritti, comodi, sostenendo bene il petto: collo e testa devono tracciare una linea più dritta possibile, spalle leggermente indietro e mani sulle ginocchia. Il peso del corpo è sopportato principalmente dalle costole, perciò è facile mantenere la posizione. Lo yogi

ha notato che non è possibile ottenere i migliori risultati della respirazione ritmica avendo il petto in dentro e l'addome in avanti.

2. Inspirate lentamente e completamente, contate sei pulsazioni.
3. Trattenete il respiro e contate tre pulsazioni.
4. Espirate dolcemente dalle narici, contate sei pulsazioni.
5. Contate tre pulsazioni tra le respirazioni.
6. Ripetetelo diverse volte, ma non vi stancate all'inizio.
7. Quando state per finire il vostro esercizio, effettuate la Respirazione
   Purificatrice che vi riposerà e purificherà i polmoni.

Dopo un po' di allenamento, sarete capaci di aumentare la durata
delle inspirazioni e delle espirazioni fino a circa quindici pulsazioni.
Ricordatevi per questo aumento che le unità per trattenere il respiro e
quelle interposte devono essere uguali alla metà delle unità di inspirazione ed espirazione.

Non esagerate con i vostri sforzi di aumentare la durata dei respiri, ma
siate anche il più attenti possibile a trovare il «ritmo» poiché è molto più
importante della durata dei respiri. Esercitatevi fino a trovare «l'oscillazione» misurata del movimento, e fino a che potrete quasi «sentire»
il ritmo della risonanza attraverso tutto il vostro corpo. Questo richiederà pratica e perseveranza, ma gioendo del vostro progresso, renderete
facile il compito. Lo yogi è un uomo molto paziente e perseverante, in
possesso di quelle qualità a cui deve maggiormente le sue gesta.

La Generazione del Prana

1. Sdraiatevi per terra o su un letto, stendetevi completamente, con le
   mani posate leggermente sul Plesso Solare (sulla bocca dello stomaco, dove iniziano a separarsi le costole), respirate tenendo il ritmo.
2. Dopo aver preso perfettamente il ritmo, *desiderate* che ogni inspirazione aspiri una quantità maggiore di Prana, o di energia vitale,
   a partire dalla riserva Universale, che sarà assorbita dal sistema
   nervoso e immagazzinato nel Plesso Solare.
3. Ad ogni espirazione, desiderate che il Prana, o l'energia vitale, sia

distribuito per tutto il corpo, in tutti gli organi e le parti, in ogni muscolo, cellula, atomo, nervo, arteria e vena, dalla testa fino alla pianta dei piedi, che esso vivifichi, rafforzi e stimoli ogni nervo, che ricarichi ogni centro nervoso, e che invii energia e forza a tutto l'organismo.

4. Mentre esercitate la volontà, cercate di creare un'immagine mentale del Prana che affluisce, passando per i polmoni, e venendo assorbito improvvisamente dal Plesso Solare, poi dallo sforzo per l'espirazione, visualizzatelo mentre viene inviato a tutte le parti del sistema, dalle dita delle mani fino a quelle dei piedi. Non è indispensabile usare la Volontà durante uno sforzo. Tutto ciò di cui avete bisogno è il semplice fatto di comandare ciò che volete fare e farne un'immagine mentale. Un ordine posato accompagnato da un'immagine mentale è meglio che forzare la volontà, che provoca un inutile spreco di forze. Questo esercizio è molto utile, rinfresca e rafforza enormemente il sistema nervoso e instaura una certa serenità per tutto il corpo. È estremamente benefico in caso di stanchezza o spossatezza.

Il Cambiamento di Circolazione

Sdraiatevi, o state dritti, respirate ritmicamente, e al momento dell'espirazione dirigete la circolazione verso la parte che desiderate, quella che soffre di cattiva circolazione. È molto efficace in caso di cattiva circolazione nelle estremità o nelle emicranie, poiché il sangue è inviato verso il basso in entrambi i casi: nel primo caso, per riscaldare le estremità, e nel secondo, per alleviare il cervello da una pressione eccessiva. Sentirete spesso una sensazione di calore nelle gambe mentre la circolazione si sposterà verso le estremità. La circolazione è sotto lo stretto controllo della volontà e la respirazione ritmica facilita questo compito.

La Rigenerazione

Se sentite che la vostra energia vitale è al minimo e sentite il bisogno di accumulare rapidamente riserve, il miglior modo è di mettere i vostri piedi uno contro l'altro (uno di fianco all'altro, ovviamente) e di intrecciare comodamente le dita delle vostre mani. Questo interromperà il circuito, per così dire, ed eviterà qualsiasi perdita di Prana dalle estremità. Poi, respirate ritmicamente diverse volte e vi sentirete rigenerati.

La Stimolazione Cerebrale

Gli yogi hanno scoperto che il seguente esercizio è molto efficace per stimolare l'attività cerebrale al fine di produrre pensieri e riflessioni chiare. Ha un effetto incredibile nello sgombero del cervello e del sistema nervoso, e coloro che effettuano un lavoro di riflessione troveranno questo esercizio molto utile, sia perché gli permetterà di lavorare più efficacemente, ma anche per rinfrescarsi e svuotarsi la mente in seguito ad un duro lavoro intellettuale.

1. Sedetevi ben dritti, tenendo la colonna vertebrale allineata, lo sguardo dritto avanti, e poggiate le mani sulle cosce.
2. Respirate ritmicamente, ma invece di respirare dalle narici, come facciamo di solito, tappate la vostra narice sinistra con il pollice e inspirate dalla destra.
3. Poi, levate il pollice e tappate la narice destra con l'indice, ed espirate dalla destra.
4. Poi, senza cambiare posto alle dita, inspirate dalla narice sinistra, e così via, alternando le narici come abbiamo appena spiegato, tappando la narice inutilizzata con il pollice o l'indice.
5. Si tratta di una delle più antiche forme di respirazione yogi, è estremamente importante e benefica, e merita di essere conosciuta.

Gli yogi trovano molto divertente che l'Occidente consideri tale metodo come il «grande mistero» della Respirazione yogi. Per molti lettori occidentali, la «respirazione yogi» evoca solo l'immagine di un indù, seduto ben dritto, che si tappa alternativamente le narici per respirare.

«È tutto qui, niente di più.» speriamo che questo piccolo studio aprirà gli occhi dell'Occidente alle grandi possibilità della Respirazione yogi, così come ai molti metodi in cui può essere usata.

La Grande Respirazione Psichica dello yogi

Gli yogi preferiscono una forma di respirazione psichica che praticano occasionalmente, la quale porta un nome sanscrito il cui titolo qui sopra è un equivalente generale. Ve lo presentiamo alla fine, poiché è necessario che lo studente abbia praticato la respirazione ritmica e l'immaginazione mentale, che controlla attualmente grazie ai precedenti esercizi. I principi generali della Grande Respirazione possono essere riassunti con il seguente vecchio detto indù: «Benedetto sia lo yogi che può respirare nelle ossa.» Questo esercizio riempirà di Prana l'intero sistema e le ossa, i muscoli, i nervi, i tessuti e gli organi dello studente risulteranno potenziate e accordate con il Prana e il ritmo della sua respirazione. Si tratta di una sorta di «pulizie di primavera» del sistema, e colui che lo pratica con cura avrà l'impressione di aver ottenuto un nuovo corpo, appena nato, dalla testa ai piedi. Lasciamo che l'esercizio vi convinca.

1. Sdraiatevi in una posizione distesa e comoda.
2. Respirate ritmicamente fino a regolarizzare il ritmo.
3. Poi, inspirando ed espirando, formate l'immagine mentale del respiro che viene aspirato nelle ossa delle vostre gambe e poi espulso, poi fate lo stesso con le ossa delle braccia, la testa, lo stomaco, l'apparato riproduttivo. Poi, come se circolasse dall'alto in basso lungo la colonna spinale, e infine come se venisse inspirato ed espirato da ogni poro della pelle, il vostro corpo viene riempito di Prana e di vita.
4. Infine (respirando ritmicamente) inviate la corrente di Prana verso i Sette Centri Vitali, visualizzando un'immagine mentale come negli esercizi precedenti, ed in questo ordine:
   • la fronte;
   • la parte posteriore della testa;

- la nuca;
- il Plesso Solare;
- il Sacro (parte inferiore della colonna);
- la zona ombelicale;
- l'apparato genitale.

Terminate facendo fare al Prana un viavai dalla testa ai piedi.

Terminate con la Respirazione Purificatrice.

Capitolo 21
La Scienza del Rilassamento

La scienza del rilassamento costituisce una parte importantissima della filosofia dello Hatha Yoga, e molti yogi vi prestano grande attenzione e uno studio molto approfondito. A prima vista, l'idea di insegnare alle persone a distendersi, a riposarsi, potrebbe sembrare ridicola per il lettore lambda, perché tutti dovrebbero sapere come realizzare questo compito così semplice. E l'uomo ordinario ha ragione, in parte. La natura ci insegna a distenderci e a riposarci completamente, e il lattante è maestro di questa disciplina. Ma crescendo, acquisiamo tutta una serie di abitudini artificiali e lasciamo sparire le abitudini naturali. Ad oggi, gli Occidentali farebbero meglio ad accettare un po' la saggezza degli yogi sull'argomento.

Un medico potrebbe darvi prove interessanti sul fatto che le persone non capiscono i primi principi del rilassamento: sa che una grande parte dei loro disturbi nervosi si spiega col fatto che ignorano come «riposarsi».

Il riposo e il rilassamento sono diversi dalla «flemma» o dalla «pigrizia», ecc. Al contrario, coloro che dominano l'arte del rilassamento sono spesso le persone più attive e dinamiche, senza tuttavia sprecare la loro energia: per esse, ogni movimento è importante.

Esaminiamo la questione del rilassamento a partire dal suo significato. Per capire meglio, iniziamo con lo studio del suo contrario: la tensione. Quando vogliamo contrarre un muscolo per compiere una qualsiasi azione, inviamo un impulso dal cervello al muscolo, accompagnando il tutto con una grande quantità di Prana, e il muscolo si contrae. Il Prana attraversa i nervi motori, raggiunge il muscolo e fa sì che le sue due estremità si avvicinino per sollevare l'arto o la parte che vogliamo muovere. Se vogliamo intingere la piuma nel calamaio, i nostri desideri si traducono in azione grazie al nostro cervello che invia una corrente di Prana ad alcuni muscoli: nel nostro braccio destro, nella nostra mano e nelle nostre dita, e i muscoli, che si contraggono al momento opportuno, portano la piuma fino al calamaio, la intingono e la fanno tornare sul foglio. Vale lo stesso per tutte le azioni del corpo, che siano volontarie o no.

Nell'azione volontaria, le facoltà coscienti inviano un messaggio allo Spirito Istintivo che obbedisce immediatamente inviando la corrente di Prana nei luoghi desiderati. Nel movimento involontario, lo Spirito Istintivo non aspetta ordini e fa tutto da solo: sia nel comando che nell'esecuzione. Ma ogni azione, cosciente o meno, impiega una certa quantità di Prana, e se la quantità utilizzata è superiore a quella che il sistema è abituato ad avere in riserva, allora si sentirà indebolito e «a terra». La stanchezza di un muscolo è leggermente differente ed è dovuta all'insolito esercizio che gli è stato richiesto e a cui ha rivolto un'insolita quantità di Prana per contrarlo.

Fin qui, abbiamo solo parlato di movimenti del corpo causati dalla contrazione muscolare, che avviene grazie alla corrente di Prana diretta verso il muscolo. Esiste un'altra forma di spesa di Prana e di usura dei muscoli che ne risulta, e che la grande maggioranza delle persone ignora. I nostri studenti che vivono in città dovrebbero cogliere il nostro confronto dello spreco di Prana a quello dello spreco di acqua quando ci si dimentica di chiudere i rubinetti lasciandoli gocciolare per ore. Sappiate che è esattamente ciò che accade in noi, lasciamo che un filo del nostro Prana scorra incessantemente, provocando l'usura dei nostri muscoli e di tutto il sistema, cominciando dal cervello.

I nostri studenti conoscono sicuramente il postulato di psicologia secondo cui: «I pensieri si materializzano nell'azione.» Il nostro primo riflesso quando vogliamo fare qualcosa è svolgere un movimento muscolare necessario per compiere l'azione risultante dal pensiero. Ma il movimento può essere impedito da un altro pensiero, che mostra l'interesse di reprimere l'azione. Possiamo essere neri di rabbia e sentire la voglia di colpire le persone che causano tale rabbia. Il pensiero si è appena creato nella vostra mente che già le prime tappe per sferrare il colpo sono iniziate. Ma prima che il muscolo possa veramente muoversi, il nostro buonsenso ci frena (e tutto in una frazione di secondo) e il gruppo di muscoli contrari impedisce l'azione del primo gruppo. La doppia azione, di dare un comando e di cancellarlo, avviene così rapidamente che la mente non avverte alcun movimento, anche se il muscolo aveva già cominciato a vibrare in risposta alla voglia di colpire quando l'impulso opposto ha attivato i muscoli contrari per impedirne il movimento.

Questo stesso principio, andando ancora più lontano, invia una corrente di Prana verso il muscolo, e provoca una leggera contrazione muscolare, in risposta a molti pensieri non frenati, accompagnata da un continuo spreco di Prana e un'usura costante del sistema nervoso e dei muscoli. Molte persone di natura nervosa, irritabile e sensibile hanno continuamente i nervi in attività e i muscoli tesi a causa di uno stato mentale instabile. I pensieri si materializzano tramite l'azione, e questo genere di persona lascia sempre che i propri pensieri si manifestino inviando le correnti nervose verso i muscoli e reprimendole immediatamente dopo questo comando. Al contrario, colui che è calmo di natura, o che ha modificato il suo animo per essere calmo e posato, non avrà questo genere di impulso né subirà le conseguenze che ne derivano. Si evolve, con grande facilità e perfetto controllo, e non si lascia sfuggire i pensieri. È Maestro e non schiavo.

La tendenza dei pensieri nervosi di provare a prendere forma tramite l'azione, così come di reprimersi, diventano spesso un'abitudine cronica, e i nervi e i muscoli della persona che ne soffre sono costantemente in tensione, e la conseguenza è una costante mancanza di vitalità, o di Prana, nella totalità del sistema. Generalmente queste persone contraggono diversi muscoli, il che significa che una corrente costante, ma non obbligatoriamente potente, di Prana vi si rovescia e che i nervi sono sempre utilizzati per trasmettere il Prana. Ricordiamoci della storia della vecchia signora salita su un treno per recarsi alla città vicina. Era così felice e talmente impaziente di giungere a destinazione, che invece di restare seduta tranquilla, non poté evitare di mettersi seduta sul bordo del suo sedile e di sporgersi molto in avanti per tutto il tragitto di venti chilometri, cercava idealmente di spingere il treno perché arrivasse più in fretta a destinazione. I pensieri di questa vecchia signora erano così concentrati sulla destinazione del suo viaggio che si materializzarono in azione e contrassero i muscoli, invece di rilassare la vecchia signora durante il suo viaggio. Molti di noi fanno lo stesso: quando osserviamo qualcosa, tendiamo nervosamente in avanti, e in un modo o nell'altro, contraiamo tutto il tempo un certo numero di muscoli. Stringiamo i pugni, inarchiamo le sopracciglia, chiudiamo o ci mordiamo le labbra, serriamo la mascella, o qualsiasi altra cosa del genere che esprime il nostro stato mentale tramite l'azione fisica. Tutto questo è solo un pasticcio. Vale lo stesso per le cattive abitudini di «tamburellare con le dita» sul tavolo o sul bracciolo, girarsi i pollici, storcersi le dita, battere col piede, masticare una gomma, tenere in bocca uno stuzzicadenti, e infine e soprattutto, dondolarsi avanti e indietro su una sedia a dondolo. Tutte queste cose, ed altre ancora ma che sono troppe per essere citate tutte, costituiscono un vero spreco.

Ora che abbiamo visto un po' cos'è la contrazione muscolare, torniamo alla scienza del rilassamento.

Quando siamo distesi, quasi nessuna corrente di Prana è impiegata. (Esiste sempre una piccola quantità che è inviata a diverse parti del corpo, per mantenere la salute in uno stato normale, ma si tratta solo di una quantità minima comparata a quella impiegata per contrarre un muscolo.) I muscoli e i nervi sono a riposo, e il Prana è messo da parte e conservato invece di essere impiegato in maniera sconsiderata.

Si può osservare il rilassamento messo in pratica nei bambini piccoli e negli animali. Anche alcuni adulti ne sono capaci, e notatelo bene: queste persone sono spesso riconosciute per la loro resistenza, la loro forza, il loro vigore e la loro vitalità. Il pigro vagabondo non mostra il suo rilassamento, esiste una grande differenza fra rilassamento e *flemma*. Il primo è un riposo cosciente fra gli sforzi per permettere di lavorare meglio realizzando il minimo sforzo. Mentre la seconda è la manifestazione dei pensieri tramite l'azione (o l'inazione) che sono associati ad un'avversione mentale per il lavoro.

Chi comprende il significato del rilassamento e dell'economia energetica è colui che svolge meglio il lavoro. Egli impiega una certa quantità di sforzo per realizzare questa stessa quantità di lavoro, senza alcuno spreco, e senza lasciare la sua forza esaurirsi poco a poco. La persona ordinaria che non comprende il principio, impiega da tre a venticinque volte più energia per realizzare il suo lavoro, che sia fisico o intellettuale. Se ne dubitate, osservate le persone che incontrate, e vedete quanto sprecano o esagerano nei movimenti, ecc. Non si controllano del tutto mentalmente e questo si traduce in eccessi fisici.

In Oriente, le classi di studenti, o i chela, imparano le loro lezioni non dentro ai manuali, ma ascoltando le parole dei loro insegnanti, o guru yogi, osservando la natura e grazie ad esempi che li aiutano ad associare l'idea con un oggetto materiale o una cosa vivente nel loro spirito. Nelle loro lezioni sul rilassamento, i guru dello Hatha Yoga attirano spesso l'attenzione dei loro studenti sul gatto, o su un altro tipo di felino (la pantera o il leopardo sono i preferiti nelle regioni di cui sono originari).

Avete già osservato un gatto che si riposa, che dorme? E avete già visto un gatto accovacciarsi davanti ad una tana di topi? Avete notato come si accovaccia facilmente e graziosamente, senza contrazioni muscolari o tensione, un'immagine magnifica dall'intensa vitalità a riposo ma pronta all'azione immediata. L'animale resta calmo e immobile, potrebbe sembrare morto o addormentato. Ma aspettate di vederlo in azione! Allora, come un fulmine, balza in avanti. Il riposo del gatto in attesa, benché perfettamente sprovvisto di movimento o di tensione muscolare, è un riposo molto vigile, ben diverso dalla «pigrizia». E notate l'assenza di tremolii, o di «nervi a fior di pelle» o di gocce di traspirazione. Il meccanismo dell'azione non è teso per l'attesa. Non c'è spreco di movimento o di tensione, tutto è vivacità, e quando arriva il momento di agire, il Prana è diffuso nei muscoli e nei nervi, e l'azione segue il pensiero come la scintilla di una macchina elettrica.

Gli Hatha yogi fanno bene ad utilizzare i felini per illustrare la grazia, la vitalità e il riposo.

Infatti, senza la capacità di distendersi, non può avere grande capacità di azione rapida ed efficace. Chi si agita, si arrabbia, è nervoso e «scalpita» dalla testa ai piedi, non fa un buon lavoro, si stanca anche prima che arrivi il momento di agire.

La persona che consideriamo è calma, sa distendersi e riposarsi. Ma per chi si agita, non c'è da disperarsi: proprio come altri «doni» desiderabili, il rilassamento e il riposo possono essere imparati ed acquisiti.

Nel nostro prossimo capitolo, daremo qualche istruzione da seguire per chi vorrebbe ottenere una buona conoscenza della scienza del rilassamento.

Capitolo 22
Il Controllo del Sistema Involontario

Nel capitolo precedente vi abbiamo illustrato che il corpo umano è costituito da milioni di piccole cellule, ognuna delle quali è in possesso di materia sufficiente per svolgere il proprio lavoro, di Prana per avere l'energia necessaria, di adeguata «sostanza mentale» perché il corpo abbia un grado d'intelligenza idoneo al compito da svolgere. Ogni cellula appartiene ad un ammasso di cellule (famiglia), e la sua intelligenza è simile a quella di tutte le altre del gruppo. Questi ammassi fanno a loro volta parte di un altro insieme di gruppi ancora più grandi, e così via fino a formare una sorta di stato cellulare agli ordini dello Spirito Istintivo. Controllare questi grandi ammassi è uno dei compiti dello Spirito Istintivo, e in generale è svolto egregiamente, a meno che l'Intelletto non interferisca trasmettendo paure o altri pensieri che possono condurre alla demoralizzazione. Talvolta il suo lavoro viene ritardato dall'Intelletto, il quale lo obbliga ad acquisire abitudini strane nella regolazione del corpo tramite l'intelligenza cellulare.

Per esempio nel caso della costipazione, poiché l'Intelletto è impegnato a svolgere altri compiti, non lascerà che il corpo risponda ai richiami dello Spirito Istintivo, il quale reagisce alla domanda delle cellule del colon (non darà più attenzione alla richiesta d'acqua). Risulterà allora che lo Spirito Istintivo sarà incapace di eseguire i propri ordini, e inoltre alcuni gruppi cellulari saranno depressi e non sapranno più che fare: compaiono cattive abitudini a sostituzione di quelle naturali. Talvolta, avviene una sorta di ribellione in alcuni ammassi cellulari provocata da un'interruzione nella catena naturale di comando, e si genera confusione a causa di strane abitudini. A volte, sembra che alcuni gruppi più piccoli (ma a volte anche i più grandi) si mettano in «sciopero», si rivoltino contro i compiti insoliti e inappropriati che sono obbligati a svolgere (lavorano di più) o contro qualcosa di simile come una cattiva alimentazione. Spesso queste piccole cellule reagiscono come farebbero gli uomini nella stessa situazione, e questo risulta a volte inquietante per i ricercatori e gli specialisti.

Tali ribellioni, o scioperi, sembrano espandersi qualora il problema non venga risolto, e anche quando esso viene eliminato, sembra che le cellule tornino al lavoro *imbronciate*. Cioè, invece di fare del loro meglio si limitano a fare lo stretto necessario, e solo quando ne hanno voglia. Un ritorno alla normalità, che risulta da una maggiore alimentazione, da una migliore attenzione, ecc., riporterà poco a poco una situazione naturale, ma quando la Volontà comanda direttamente i gruppi cellulari, la risoluzione dei problemi può essere immediata. È incredibile la rapidità con cui l'ordine e la disciplina possono essere ristabiliti in questo modo. Gli yogi più anziani controllano estremamente bene il sistema involontario e possono influenzare direttamente pressoché qualsiasi cellula del corpo. E anche tra i cosiddetti yogi delle città indiane (semplici ciarlatani) che presentano le loro teorie in cambio di qualche stretta di mano di viaggiatori itineranti, alcuni possono dare dimostrazione di questo controllo, ma a volte questi spettacoli disgustano gli spettatori sensibili e gli yogi provano difficoltà nel guardarli, poiché essi disprezzano la vista di una scienza nobile sprecata in una tale maniera.

La volontà esercitata può agire direttamente su queste cellule e sugli ammassi tramite un semplice processo di concentrazione immediata, ma questo metodo richiede molto esercizio da parte dello studente. Esistono altri metodi che lo studente può adottare, ad esempio la ripetizione di alcune parole, per impegnare e concentrare la sua Volontà. In Occidente, le autosuggestioni e le affermazioni funzionano allo stesso modo. La parola fissa l'attenzione e la Volontà sul centro del problema e ordina poco a poco la sua risoluzione alle cellule in sciopero, è anche inviata una riserva di Prana nei luoghi interessati, il quale fornisce energia supplementare alle cellule. Allo stesso tempo, aumenta la circolazione nella zona coinvolta, apportando più nutrienti e materiali di costruzione alle cellule.

Gli Hatha yogi insegnano ai loro studenti uno dei metodi più semplici per raggiungere il luogo del problema e dare un ordine preciso alle cellule, essi devono utilizzarlo fino a che siano capaci di concentrare la loro Volontà senza alcun aiuto. Il metodo consiste innanzitutto nell' *alzare la voce* rivolgendosi all'organo o alla parte ribelle, comandarlo come se si trattasse di un gruppo di ragazzini o di una squadra di reclute dell'esercito. Dategli ordini senza esitazione e con fermezza, dite all'organo ciò che volete che faccia, ripetete più volte l'ordine. Picchiettate leggermente la parte interessata, o quella al di sotto, così facendo attirerete l'attenzione dell'ammasso di cellule come quando bussate sulla spalla di qualcuno obbligandolo a fermarsi e a voltarsi per ascoltare ciò che avete da dirgli.

Chiaramente non vi stiamo dicendo che le cellule hanno le orecchie e che comprendono le parole della vostra lingua. Ciò che avviene in realtà è che la parola pronunciata con forza vi aiuta a creare un'immagine mentale il cui significato è direttamente inviato dove necessario, passando attraverso i canali del sistema nervoso simpatico sotto il controllo dello Spirito Istintivo. Essa perciò è facilmente compresa dai gruppi cellulari e anche dalle cellule individuali. Come abbiamo già detto, sono inviati una riserva supplementare di Prana e una maggior quantità di sangue nella zona coinvolta grazie all'attenzione concentrata della persona che emette l'ordine. Gli ordini di un guaritore possono essere dati nello steso modo, lo Spirito Istintivo del paziente riceve l'ordine e lo fa arrivare fino al luogo della ribellione cellulare. Ciò potrebbe sembrare sciocco a molti dei nostri studenti, ma tale metodo è supportato da buone ragioni scientifiche e gli yogi ritengono che si tratti del metodo più semplice grazie a cui gli ordini mentali possono raggiungere le cellule. Allora aspettate di averlo provato prima di reputarlo inutile. Esso ha resistito ai secoli e nessun altro metodo è stato in grado di sostituirlo.

Se volete provare questo metodo su una parte del vostro corpo, o sul corpo di qualcun altro che non funziona bene, colpite delicatamente la parte in questione con il palmo della vostra mano dicendogli fermamente (per esempio): «Ascoltami, Fegato, devi lavorare meglio. Sei troppo pigro secondo me. Mi aspetto di più da te da subito, al lavoro. Forza, al lavoro, basta con le sciocchezze.» Non è necessario che utilizziate queste parole esatte, potete dire quello che vi viene spontaneo, basta che comunichiate senza esitazione e con fermezza l'ordine all'organo. Così la funzione del cuore può essere migliorata, ma bisogna agire con più dolcezza, poiché il suo ammasso di cellule possiede un grado ben superiore d'intelligenza rispetto a quello del fegato, per esempio, e bisogna rivolgersi ad esso con più rispetto.

Ricordate al cuore che vi aspettate che faccia un lavoro migliore, ma parlategli educatamente e non cercate di «intimidirlo» come avete fatto con il fegato. Il gruppo cellulare cardiaco è il gruppo più intelligente nel controllo di un organo, l'ammasso del fegato è il più ottuso e il meno intelligente, che tende veramente ad essere testardo come un mulo, mentre il cuore è come un purosangue, intelligente e vigile. Se il vostro fegato è ribelle, dovete essere fermi tenendo a mente la sua predisposizione alla testardaggine. Lo stomaco è abbastanza intelligente, ma molto meno del cuore. Il colon è piuttosto obbediente, sebbene sia paziente e affaticato. Si può ordinare al colon di evacuare il suo contenuto ad un'ora precisa ogni mattino, e se avete sufficiente fiducia in lui per andare di corpo a quell'ora, mantenete le vostre promesse, infatti noterete che il colon riprenderà velocemente la sua sicurezza.

Alcune irregolarità possono essere ordinate, ed è possibile ritrovare abitudini normali, nel giro di qualche mese segnando la data sul calendario e poi riservandosi un trattamento delicato ogni giorno nello stesso ordine di quelli menzionati sopra: dire ai gruppi di cellule al controllo di questa funzione che ci sono ancora diversi giorni prima della data prevista e che volete che si mettano al lavoro affinché tutto sia normale il giorno in questione. Avvicinandovi alla data, attirate l'attenzione dell'ammasso sul fatto che mancano solo pochi giorni, e che deve occuparsi dei suoi affari. Non date ordini alla leggera ma con sincerità, siate sinceri e gli organi vi obbediranno.

Abbiamo visto molti casi di irregolarità che sono stati sistemati in questo modo da uno a tre mesi. Questo potrebbe sembrarvi ridicolo, ma tutto ciò che vi possiamo dire è che dovete solo provare. Non avremmo spazio sufficiente per spiegarvi il metodo da usare per ogni problema, ma vedrete subito quale organo o gruppo si trova all'origine del problema con ciò che vi abbiamo indicato negli altri capitoli, e dovrete solo dare il vostro ordine. Se non sapete qual è l'organo a darvi problemi, almeno saprete la zona in cui si trova il vostro fastidio, e potrete mandare i vostri ordini a quella parte del corpo. Non avete bisogno di conoscere il nome dell'organo, date semplicemente l'ordine: «Ascoltami, tu, ecc.» Questo libro non vuole essere un trattato sulla guarigione delle malattie, il suo scopo è quello di indicare la via verso la salute evitando le malattie, ma questi piccoli indici per ritrovare un normale funzionamento degli organi ribelli forse vi saranno utili.

Vi sarete stupiti del grado di controllo che potrete ottenere sul vostro corpo seguendo il metodo in questione e le sue variazioni. Sarete capaci di curare le vostre emicranie inviando il sangue verso il basso, potrete riscaldare i vostri piedi freddi ordinando al sangue di circolarvi in maggior quantità, accompagnato da Prana, ovviamente. Potrete regolare la circolazione, e così stimolare tutto il vostro corpo se avete la pazienza di provare. Se non sapete come dare ordini alla parte, potrete cominciare così: «Tu, ascoltami, bisogna migliorare, voglio che il dolore se ne vada, voglio che tu migliori,» o qualcosa del genere. Ma tutto ciò ovviamente richiede esercizio e pazienza. Non esiste una strada maestra per la riuscita.

Capitolo 23
Le Regole del Rilassamento

I pensieri si materializzano in azione, e le azioni reagiscono alla mente. Queste due verità sono legate. Sono entrambe vere. Spesso abbiamo sentito parlare dell'influenza della mente sul corpo, ma non dobbiamo dimenticare che il corpo, o il suo comportamento e le sue posture, reagisce alla mente e all'influenza degli stati mentali. Dobbiamo tenere a mente queste due verità nello studio del rilassamento.

Gran parte delle pratiche sciocche e nocive, così come l'abitudine di contrarre i muscoli, sono causate da stati mentali materializzati in azione fisica. Da un lato, la maggior parte dei nostri stati mentali è dovuta o incoraggiata da abitudini di spensieratezza fisica, ecc. Quando siamo nervosi, l'emozione tende a manifestarsi tramite i pugni stretti. Dall'altro lato, se abbiamo l'abitudine di stringere i pugni, di corrugare le sopracciglia, di serrare le labbra e di mettere il muso, riusciremo a mettere lo spirito in uno stato tale che la minima cosa lo farà scoppiare di rabbia. Tutti conoscete cosa vuol dire sforzarsi di sorridere con la bocca e con gli occhi per un po', e il risultato in genere è che vi *sentite* «sorridere» dopo qualche minuto.

Uno dei primi passi per evitare le pratiche nocive della contrazione muscolare, che risulta da uno spreco di Prana e un'usura dei nervi, è di sviluppare un'attitudine mentale calma e posata. Questo richiederà prima molto lavoro, ma è possibile riuscirci e alla fine, sarete ben ricompensati per i vostri sforzi. La calma e il riposo mentali possono essere raggiunti eliminando l'inquietudine e la rabbia. Ovviamente, la paura è all'origine di queste due emozioni, ma familiarizzando con la concezione che l'inquietudine e la rabbia sono due stati mentali fondamentali, li consideriamo come tali. Lo yogi si allena dalla sua più giovane età ad eliminare o a reprimere queste due emozioni, il risultato è che dopo aver sviluppato tutte le sue capacità, lo yogi è assolutamente sereno, calmo ed emana un sentimento di potenza e di forza. Esso ispira la stessa impressione di una montagna, o del mare, o di qualsiasi altra manifestazione di forza contenuta.

Chi è in sua compagnia avverte la presenza di una grande forza e di una grande potenza, entrambe perfettamente posate. Lo yogi considera la rabbia come un'emozione indegna, naturale nell'animale inferiore e negli uomini selvaggi, ma assolutamente inopportuna nell'uomo evoluto. Esso la vede come una sorta di follia passeggera, e prova pietà per l'uomo che perde il controllo e annega nella collera. Sa che essa non è produttiva, e che provoca nient'altro che un inutile spreco di energia, infligge ferite al cervello e al sistema nervoso oltre ad indebolire la natura morale e la crescita spirituale. Questo non vuol dire che lo yogi è un essere timido, che non ha «testa». Al contrario, non conosce la paura e la sua calma è subito avvertita come la manifestazione della sua forza e non della sua debolezza.

Avete già notato che gli uomini che possiedono grande forza non si vantano e non fanno quasi mai minacce? Sono cose che lasciano ai deboli e a coloro che vogliono sembrare forti. Inoltre lo yogi ha eliminato l'inquietudine dal suo stato mentale. Ha imparato che si trattava solo di uno stupido spreco di energia, che non porta a niente e fa più male che bene. Esso crede ai pensieri sinceri quando ci sono problemi da risolvere o da superare, ma non cade mai nell'inquietudine. Esso la vede come uno spreco di energia e di movimento, cosa indegna per un uomo evoluto. Conosce troppo bene i suoi poteri e la sua natura per lasciarsi andare all'inquietudine. Poco a poco si è liberato della sua maledizione e insegna ai suoi studenti che liberarsi dalla collera e dall'inquietudine è la prima tappa nella pratica dello Yoga.

Sebbene il controllo delle emozioni indegne di natura inferiore faccia parte delle altre branche della filosofia Yoga, c'è un'incidenza diretta sullo studio del Rilassamento nella misura in cui si stabilisce che colui che è solitamente libero dalla Collera e dall'Inquietudine lo è ugualmente dalle cause principali della contrazione muscolare e dello spreco nervoso involontario. L'uomo abitato dalla collera ha i muscoli tesi da impulsi cerebrali cronici involontari. L'uomo sommerso dall'inquietudine è costantemente in uno stato di tensione nervosa e di contrazione muscolare. Così vediamo facilmente che quando ci si allontana da emozioni debilitanti, ci si libera anche in gran parte della contrazione muscolare di cui abbiamo parlato, a condizione che vi liberiate da questa grande fonte di spreco, liberatevi delle emozioni che ne sono all'origine.

In compenso, la pratica del rilassamento, di evitare gli stati di tensione muscolare nella vita di tutti i giorni, avrà un effetto sulla mente, e permetterà ad essa di ritrovare una calma e un riposo normali. Si tratta di una regola applicabile in entrambi i sensi.

Una delle prime lezioni del rilassamento fisico data dagli Hatha yogi ai loro allievi sarà illustrata nel prossimo paragrafo. Tuttavia, prima di cominciare, vogliamo far capire bene allo studente il tema principale della pratica yogi del Rilassamento. È una semplice parola: «LIBERATEVI.» Se controllate il significato di questa parola e siete capaci di metterlo in pratica, allora avrete colto il segreto della teoria e della pratica yogi del Rilassamento.

Il seguente esercizio yogi di Rilassamento è uno dei migliori:

1. Sdraiatevi sulla schiena. Rilassate il più possibile i vostri muscoli. Poi, rimanendo rilassati, lasciate che il vostro spirito vagabondi per il vostro corpo, dalla testa ai piedi.

2. Noterete che alcuni muscoli qua e là sono ancora contratti, fateli rilassare. Se farete ciò attentamente (migliorerete con la pratica), tutti i muscoli del vostro corpo saranno perfettamente rilassati e i vostri nervi a riposo.

3. Respirate a fondo qualche volta, rimanendo completamente rilassati.

4. Potete modificare l'esercizio girandovi leggermente di fianco e distendendovi di nuovo completamente. Poi, giratevi dall'altro lato e distendetevi di nuovo.

5. Non è facile come si può credere all'inizio, e ve ne renderete conto dopo diversi tentativi.

6. Ma non scoraggiatevi. Riprovate finché non ne avrete pieno controllo. Mentre siete distesi, pensate di esserlo su un morbidissimo

divano, pensate che il vostro corpo e le vostre membra siano pesanti come piombo.

7. Lentamente, ripetete più volte queste parole: «Pesante come piombo, pesante come piombo,» mentre alzate le braccia, estraete il Prana che vi è contenuto interrompendo la contrazione muscolare, e lasciate che gli arti ricadano sui vostri fianchi con tutto il loro peso.

8. Al primo tentativo è sempre una tappa difficile per la maggior parte delle persone. L'abitudine di contrarre i muscoli involontariamente è talmente ancorato negli esseri umani, che sono incapaci di lasciar cadere le braccia pesantemente.

9. Quando avrete il controllo sulle braccia, provate con le gambe, una alla volta, e poi contemporaneamente.

10. Lasciate che ricadano con tutto il loro peso e rimanete completamente distesi.

11. Riposatevi tra un tentativo e l'altro e non siate troppo energici durante l'esercizio, perché lo scopo è il riposo e il controllo dei muscoli. Poi, alzate la testa e lasciatela ricadere allo stesso modo.

12. Infine, restate distesi e visualizzate l'immagine mentale del divano, o del suolo, che sopporta tutto il peso del vostro corpo.

Forse questo vi farà ridere, in quanto penserete che quando siamo distesi, è sempre il divano che sopporta il nostro peso, ma vi sbagliate. Noterete che cercherete di portare una parte del vostro peso tendendo alcuni muscoli: cercherete di sollevarvi. Smettetela e lasciate che se ne occupi il divano. Siete ridicoli come la vecchia signora seduta sul bordo del suo sedile che provava a velocizzare l'andatura del treno. Ispiratevi al bambino addormentato. Lui lascia che tutto il suo peso poggi sul letto. Se avete dubbi, guardate il letto dove ha dormito un bambino e vedrete i segni lasciati dal suo corpicino. Se non riuscite a capire a fondo come svolgere questo rilassamento completo, il fatto di visualizzare l'immagine mentale di essere «molli» come un panno bagnato, dalla testa ai piedi, di essere completamente rilassati mentre siete distesi, senza la minima rigidità, forse vi aiuterà. In breve tempo un po' di esercizio farà miracoli su di voi e quando vi alzerete dagli «esercizi di riposo» sarete freschi e riposati, e vi sentirete in grado di lavorare bene.

Gli Hatha yogi insegnano anche altri esercizi di Rilassamento, quelli descritti più avanti fanno parte dei migliori «esercizi di distensione» secondo (la denominazione) yogi.

Alcuni esercizi di «distensione»

1. Estraete tutto il Prana dalla vostra mano, lasciate che i muscoli si rilassino in modo che la vostra mano penda liberamente dal polso, come se fosse senza vita. Scuotetela avanti e indietro sul polso. Poi, cercate di fare altrettanto con l'altra mano. E infine, con le due mani contemporaneamente. Con un po' di allenamento vi farete una buona idea.

2. Più difficile del primo esercizio: distendete e rilassate le dita, poi fatele dondolare liberamente. Provate prima con una mano, poi con l'altra e infine con entrambe.

3. Estraete tutto il Prana dalle vostre braccia e lasciatele penzolare lungo il corpo, distese e rilassate. Poi, dondolate con il corpo da destra a sinistra, lasciando che le vostre braccia dondolino insieme al corpo (come le maniche vuote di un cappotto), senza fare sforzi. Provate prima con un braccio, poi con l'altro e infine con entrambi. Tale esercizio può essere modificato contorcendo il corpo in modi diversi e lasciando sempre penzolare le braccia. Capirete se vedrete le maniche penzolanti del cappotto.

4. Rilassate il vostro avambraccio, lasciandolo pendere dal gomito. Effettuate un movimento con la parte alta del braccio, evitando di contrarre i muscoli dell'avambraccio. Scuotetelo, sempre disteso e rilassato. Prima con un braccio, poi con l'altro e infine con entrambi.

5. Lasciate che il vostro piede si distenda completamente e che penda dalla caviglia. Avrete bisogno di un po' di esercizio poiché i muscoli del piede sono sempre più o meno contratti. Ma i piedi dei neonati sono ben rilassati quando non li utilizza. Prima un piede e poi l'altro.

6. Distendete la gamba, estraendo tutto il Prana, e lasciatela pendere,

rilassata, dal vostro ginocchio. Scuotetela e fatela dondolare. Prima con una gamba, poi con l'altra.

7. State dritti su un cuscino, o su uno sgabello, o su un grosso libro, e lasciate dondolare liberamente una gamba dalla vostra coscia, dopo averla perfettamente rilassata. Una gamba dopo l'altra.

8. Alzate le braccia sopra la testa, poi, estraendo tutto il Prana, lasciatele ricadere pesantemente ai vostri fianchi.

9. Alzate più che potete il vostro ginocchio davanti a voi, poi estraete tutto il Prana e lasciatelo ricadere con tutto il suo peso.

10. Rilassate la testa, lasciandola cadere in avanti, e fatela dondolare con un movimento del corpo. Poi, appoggiatevi ad una sedia e rilassatela, lasciandola cadere indietro. Ovviamente, cadrà in qualsiasi direzione da cui estrarrete il Prana. Per far sì che abbiate una buona idea, pensate ad una persona che sta per addormentarsi e che, quando il sonno prende il sopravvento, si distende e decontrae i muscoli della nuca e lascia allora che la testa cada in avanti.

11. Rilassate i muscoli delle spalle e del petto, lasciate che la parte superiore del petto cada in avanti, distesa e rilassata.

12. Sedetevi su una sedia e distendete i muscoli della vostra vita, così la parte alta del corpo andrà in avanti, come un bambino che sta per addormentarsi su una sedia e cade progressivamente.

Chi è riuscito a controllare tutti questi esercizi può, se crede, rilassare tutto il corpo, cominciando dalla nuca fino alle ginocchia per poi cadere lentamente al suolo «come un sacco». Ecco un prezioso accorgimento se vi capiterà mai di scivolare o cadere accidentalmente. La pratica di questo rilassamento di tutto il corpo vi aiuterà molto a proteggervi dalle ferite. Noterete che un bambino si rilassa in questa maniera quando cade, e che una grossa caduta lo ferirà appena, mentre un adulto ne uscirà con un grosso livido, o anche un arto rotto. Lo stesso fenomeno si può osservare nelle persone intossicate che hanno perso l'uso dei loro muscoli e sono in uno stato quasi totale di rilassamento. Quando cadono, crollano «come un sacco» e si feriscono appena.

Nella pratica di questi esercizi, ciascuno va ripetuto più volte e poi passate al successivo. Questi esercizi possono essere estesi e modificati quasi all'infinito in funzione dell'ingenuità e dell'inventiva dello studente. Create i vostri esercizi, se ne avete voglia, seguendo i consigli riportati di seguito.

La pratica degli esercizi di rilassamento procura un prezioso senso di controllo di sé e del riposo. Quando pensate alle teorie del rilassamento yogi, tenete a mente la nozione della *forza al riposo*. È molto efficace per calmare i nervi a fior di pelle, è un antidoto per i «crampi» dovuti all'utilizzo di alcuni muscoli nel corso di un'attività o di un esercizio quotidiano, ed è una conoscenza preziosa perché ci permette di riposarci quando ci sembra opportuno e di ritrovare così la nostra vitalità in tempi record. I popoli orientali conoscono la scienza del rilassamento e la applicano nella loro vita di tutti i giorni.

Intraprendono viaggi che intimorirebbero gli Occidentali, e dopo aver viaggiato per chilometri, fanno una pausa nel corso della quale si lasciano cadere al suolo, rilassando ogni muscolo ed estraendo tutto il Prana dai muscoli involontari. Così restano totalmente rilassati dalla testa ai piedi, come se fossero morti. Se possibile, ne approfittano per una siesta, altrimenti restano svegli, con i sensi attivi e vigili ma con i muscoli nello stato descritto sopra. Riposandosi in questo modo per un'ora tornano freschi e riposati, o anche meglio, più di quanto farebbe una notte di sonno per un uomo ordinario. Poi, riprendono il loro viaggio, rinvigoriti, pieni di vita e di energia. Praticamente tutti i popoli e le tribù nomadi hanno acquisito questo sapere. Gli Indiani d'America, gli Arabi, le tribù selvagge d'Africa, e infatti, molti popoli ai quattro angoli del mondo sembrano averlo imparato istintivamente. L'uomo evoluto ha lasciato che questo sapere gli scappasse poiché ha smesso di effettuare lunghi tragitti a piedi, ma godrebbe molto nel ritrovare questo sapere perduto e nell'usarlo per riprendersi dalla fatica e dall'esaurimento nervoso causati da una vita professionale intensa, che ha sostituito la sua vecchia vita nomade e tutte le sue prove.

Stiramenti

Gli yogi utilizzano un altro metodo per riposarsi: gli «stiramenti». A prima vista, sembrano essere l'opposto del rilassamento, ma in realtà, si somigliano molto nella misura in cui eliminano la tensione dei muscoli che sono di solito contratti, e attraverso essi inviano Prana a tutte le parti del sistema, equilibrando così lo stato pranico a vantaggio di tutte le parti del corpo. La natura ci spinge a sbadigliare e a stirarci quando siamo stanchi. Ascoltiamola e impariamo. Impariamo a stirarci volontariamente ma anche incoscientemente. Questo è molto più difficile di quanto non sembri e vi dovrete allenare prima di poter godere appieno dei benefici.

Seguite gli esercizi di Rilassamento nell'ordine dato in questo capitolo, ma invece di distendere ogni parte una dopo l'altra, stiratele semplicemente. Cominciate con i piedi, poi salite alle gambe e continuate fino alle braccia e alla testa. Stiratevi in qualsiasi modo, contorcendovi le gambe, i piedi, le braccia, le mani, la testa e il corpo come volete per beneficiare appieno degli stiramenti. Non abbiate paura di sbadigliare, non più, si tratta semplicemente di una forma di stiramento. Nel corso del vostro stiramento, sicuramente contrarrete e tenderete alcuni muscoli, ma vi sentirete riposati e sollevati rilassandoli. Tenete a mente l'idea del: «liberatevi», piuttosto che quella dello sforzo muscolare. Non possiamo darvi esercizi di stiramento, perché ne esistono talmente tanti che lo studente non dovrebbe aver bisogno di aiuto per trovarli. Lasciate che si faccia la sua idea mentale di un buono stiramento e la Natura gli dirà cosa fare. Tuttavia, ecco un consiglio generale: state in piedi, con le gambe divaricate e le braccia alzate al di sopra della vostra testa. Mettetevi in punta di piedi e stiratevi poco a poco come se voleste toccare il soffitto. È un esercizio estremamente semplice, ma estremamente efficace.

Una modifica di questo stiramento può essere quella di «scuotervi», distesi e rilassati, usando il maggior numero di parti del vostro corpo. Il Terranova che si scrolla l'acqua di dosso è un ottimo esempio.

Se praticate ed effettuate correttamente tutte queste pratiche di rilassamento, sentirete un rinnovamento di energia e sarete più propensi a tornare a lavoro, vi sentirete come appena svegliati da un sonno riparatore e come appena asciutti dopo un buon bagno.

Esercizio di rilassamento mentale

È opportuno proporvi un esercizio di Rilassamento Mentale prima di concludere questo capitolo. Il rilassamento fisico ha sicuramente un effetto sulla mente e la placa. Ma il Rilassamento Mentale agisce ugualmente sul corpo e sul riposo. Ecco perché questo esercizio può essere utile per coloro che non hanno ancora trovato ciò che fa per loro nelle precedenti pagine di questo capitolo.

1. Sedetevi con calma, in maniera comoda e rilassata, e allontanate la vostra mente il più lontano possibile dagli oggetti esterni, svuotandola dai pensieri che richiedono un forte sforzo mentale, lasciate che i vostri pensieri vadano verso l'interno e posino sul vostro vero «sé». Pensate a voi stessi come indipendenti dal corpo e capaci di abbandonare senza distruggere la vostra individualità. Lentamente avvertirete un riposo, una calma e una soddisfazione meravigliosi. La vostra attenzione deve essere completamente lontana dal corpo fisico e concentrata unicamente sull' *Io* superiore, che è il vero *voi*. Pensate ai grandi mondi che vi circondano, ai milioni di soli, ognuno circondato dal suo gruppo di pianeti come la nostra Terra, ma spesso più grandi. Fatevi un'idea dell'immensità dello spazio e del tempo, considerate l'importanza della Vita sotto tutte le sue forme e in tutti questi mondi, prendete coscienza della posizione della Terra e vedetevi come un insetto su un granello di polvere.

2. Poi, alzatevi nel vostro pensiero e realizzate che, sebbene siate solo un atomo in questo grande insieme, voi siete un frammento della Vita stessa, una particella di Spirito. Prendete coscienza del fatto che siete immortali, eterni e indistruttibili, una parte essenziale del Tutto, una parte senza cui il Tutto non potrebbe esistere, una porzione indispensabile alla struttura del Tutto. Vedetevi in con-

tatto con l'insieme della Vita, sentite la Vita del Tutto battere in voi, tutto questo oceano di Vita che vi culla.

Infine, svegliatevi e tornate alla vostra vita fisica, e troverete il vostro corpo rinvigorito e il vostro spirito sarà calmo e forte. Sarete pronti a fare quel lavoro che rimandate da tempo. Avete tratto profitto e siete stati rafforzati dal vostro viaggio nelle regioni superiori dello spirito.

Un momento di calma

Un metodo yogi prediletto per arrivare a scappare un istante dal vostro dovere quotidiano, riposarsi «velocemente» come ha spiegato recentemente uno dei nostri giovani amici.

1. State dritti, la testa alta e le spalle indietro, le braccia pendono liberamente lungo il corpo.
2. Poi, sollevate lentamente i talloni dal suolo, dondolando poco a poco il peso del vostro corpo sulla punta dei piedi, sollevando nel frattempo le braccia sui fianchi fino a stenderle come le ali di un'aquila.
3. Inspirate profondamente, mentre il vostro peso cade sulla punta dei vostri piedi e le vostre braccia si stendono e avrete l'impressione di volare.
4. Infine, espirate dolcemente e tornate lentamente sui vostri talloni e riportate le braccia lungo il corpo.

Ripetete il movimento se avete apprezzato la sensazione. Sollevarsi e stendere le braccia sono azioni che procurano sensazioni di allegria e libertà che devono essere provate per essere veramente comprese.

Capitolo 24
L'Interesse dell'Esercizio Fisico

Originariamente, l'uomo non aveva bisogno di educazione fisica (né il bambino, né il giovane con interessi normali). Lo stile di vita dell'uomo metteva a disposizione una moltitudine di attività diverse, all'aperto e nelle condizioni migliori per fare esercizio. Esso era spinto a cercare il proprio cibo, a prepararlo, a coltivare, a costruire le proprie case, a raccogliere combustibili, e ad eseguire una moltitudine di azioni indispensabili per poter vivere una vita semplice e confortevole. Ma divenendo civilizzato, l'uomo ha iniziato a delegare ad altri alcuni dei suoi obblighi, a limitarsi ad una serie di attività, fino ad arrivare a non svolgere più alcun lavoro manuale, o a svolgerlo entro un certo limite, e vivendo nei due casi una vita non naturale.

Il lavoro fisico senza alcun tipo di attività mentale opprime la vita di un uomo, ma è valido anche l'inverso. La Natura esige il mantenimento dell'equilibrio, il ritrovamento di un giusto mezzo. La vita naturale e normale chiede all'uomo di utilizzare tutte le sue capacità, intellettuali e fisiche, e l'uomo capace di regolare così la sua vita in modo di fare tanto esercizio fisico quanto mentale sarà più felice e godrà di una migliore salute.

I bambini praticano l'esercizio necessario al gioco, e l'istinto naturale del bambino lo spinge a giocare, a fare sport. Gli uomini, se saggi, modificano la loro attività intellettuale e la loro vita sedentaria giocando o facendo sport. Con il successo in seguito all'introduzione del golf e di altri giochi simili in questi ultimi anni, possiamo constatare che l'uomo non ha ancora perso il suo vecchio istinto naturale.

Gli yogi pensano che l'istinto di giocare, la sensazione per cui si avverte il bisogno di esercizio, è lo stesso istinto che spinge l'uomo a svolgere le azioni più naturali : si tratta del richiamo della natura che ci spinge verso un'attività diversa. Il corpo normale e sano è ben alimentato in tutte le sue parti, il che significa che tutte devono essere utilizzate. Una parte ignorata riceve meno nutrienti rispetto ad una normale, e con il tempo si indebolisce. La Natura ha messo a disposizione dell'uomo esercizi per ognuno dei suoi muscoli e parte del suo corpo, grazie all'attività e al gioco naturali. Ciò che intendiamo per attività naturale non è un lavoro associato ad una certa forma di dovere fisico poiché l'uomo che pratica questo genere di mestieri allena solo un insieme di muscoli e rischia di essere «troppo muscoloso», ed ha bisogno di esercizio quanto l'uomo che sta tutto il giorno seduto dietro una scrivania, con la differenza che il primo ha il vantaggio di lavorare all'aperto.

Pensiamo che il moderno «culturismo» sia un pessimo sostituto dell'attività e del gioco all'aperto. Si tratta di un'attività priva di interesse e che non allena la mente come lo farebbero le attività e i giochi all'aria aperta. Ma è meglio che si svolga una qualsiasi forma di esercizio piuttosto che non svolgerne affatto. Tuttavia, protestiamo contro questa forma di culturismo che ha per scopo di gonfiare alcuni muscoli e l'esecuzione di prodezze «dell'uomo forte». Tutto questo non è naturale. Il sistema perfetto di culturismo è quello che mira a realizzare uno sviluppo uniforme di tutto il corpo, l'utilizzo di tutti i muscoli, l'alimentazione di ogni parte, che aggiunge il più possibile interesse all'esercizio, e che tiene i suoi allievi all'aperto.

Gli yogi svolgono il proprio lavoro quotidianamente, e fanno il loro esercizio fisico in questo modo. Fanno anche lunghe passeggiate nei boschi (se sono vicino ad un bosco, il che avviene spesso poiché essi prediligono zone montane ed evitano il più possibile le pianure e le grandi città), o in collina. Ma conoscono comunque alcune forme di esercizi leggeri che svolgono per variare i loro momenti di studio e meditazione. Tali esercizi non hanno nulla di particolarmente originale o di nuovo, somigliano molto alla ginnastica e ai movimenti di Delsarte, in voga in Occidente. Tuttavia, la principale e più importante differenza sta nel fatto che essi utilizzano la mente in connessione con i movimenti fisici. Proprio come l'interesse per l'attività e per il gioco attiva la mente, lo yogi fa altrettanto grazie ai suoi esercizi. Si interessa agli esercizi e con uno sforzo di volontà esso invia un maggiore flusso di Prana alle parti in movimento. Esso trae molteplici benefici e qualche minuto di esercizio gli procura un vantaggio dieci volte superiore rispetto allo stesso esercizio svolto nell'indifferenza, o in maniera disinteressata. Inviare la mente nella parte desiderata è una «cosa» facile da imparare. Tutto ciò di cui avete bisogno è di accettare che è possibile farlo, sbarazzandovi così di qualsiasi tipo di resistenza incosciente che risulta da un'attitudine mentale allo scetticismo. Poi, ordinate semplicemente alla mente di mandare una quantità di Prana alla parte, e di aumentare la sua circolazione. La mente obbedirà in una certa misura, incoscientemente, l'attimo in cui l'attenzione è concentrata su una parte del corpo, ma lo sforzo di volontà aumenta enormemente l'effetto. Non è il caso di corrugare la fronte, di serrare i pugni o di fare uno sforzo fisico violento per per usare la Volontà. Infatti, la maniera più semplice di ottenere il risultato desiderato è di *essere sicuro* che avverrà. Questa «speranza sicura» agisce quasi come un ordine fermo ed espresso della Volontà, agite e la cosa si realizzerà.

Per esempio, se volete inviare una maggior quantità di Prana nel vostro braccio, così da aumentare la sua circolazione e quindi la sua alimentazione, piegate semplicemente il braccio e stendetelo progressivamente, fissando il vostro sguardo o la vostra attenzione sull'avambraccio mantenendo il pensiero sul risultato desiderato. Fatelo più volte, e sentirete che il vostro braccio è stato allenato nonostante non abbiate fatto alcun movimento brusco e senza l'utilizzo di strumenti. Provate questo metodo su diverse parti del corpo, realizzando movimenti muscolari per fissare la vostra attenzione, e vi abituerete velocemente, in modo che quando farete qualsiasi esercizio abituale lo farete pressoché automaticamente. In sintesi, quando vi allenate, prendete coscienza di quello che fate e perché lo fate, ed otterrete i risultati. Mettete vita e interesse nel vostro esercizio fisico, ed evitate i movimenti apatici e meccanici tipici del culturismo. Metteteci «divertimento» e traetene piacere. In questo modo, la mente e il corpo ne trarranno beneficio e terminerete il vostro esercizio splendenti ed estasiati come non vi siete mai sentiti prima.

Nel nostro prossimo capitolo, vi descriveremo qualche semplice esercizio che, se seguirete, vi procurerà tutti i movimenti necessari per allenare l'insieme del vostro corpo, utilizzando ogni parte, rafforzando tutti gli organi che vi renderanno non solo molto muscolosi, dritti e addestrati come un Indiano, ma allo stesso tempo molto agili e rapidi come atleti. Questi esercizi provengono in parte da alcuni movimenti orientali, adattati per gli occidentali, a cui sono stati aggiunti movimenti trovati grazie agli occhi dei preparatori fisici degli eserciti europei e americani. Questi direttori fisici dell'esercito hanno studiato i movimenti orientali e ne hanno adottati alcuni. Sono riusciti a formare serie di movimenti, anche se molto semplici e di facile esecuzione in pochi minuti, capaci di procurare beneficio a uomini e donne, più di quanto farebbero lezioni elaborate e altri metodi culturisti, venduti ad alti prezzi. Non sottovalutate questo metodo per la sua semplicità e la sua brevità. È esattamente ciò che cercate, dove tutti gli elementi inutili sono stati rimossi. Provate questi esercizi per un po' prima di dare un giudizio definitivo. Se vi prendete il tempo e la briga di svolgerli regolarmente, vi «trasformeranno» quasi fisicamente.

Capitolo 25
Esercizi Fisici Yogi

Prima di parlarvi ancora di questi esercizi, vogliamo insistere sul fatto che un esercizio effettuato senza interesse non produrrà alcun effetto. Dovete interessarvi all'esercizio che svolgete ed impegnare anche un po' la vostra mente. Dovete imparare ad amare questa attività, e pensare al suo significato. Seguendo questo consiglio, l'esercizio vi procurerà grande beneficio.

In piedi

Ogni esercizio deve iniziare stando nella naturale posizione eretta, cioè tenendo i talloni ben saldi al terreno, la testa alta, gli occhi con lo sguardo rivolto in avanti, il petto gonfio, l'addome leggermente in dentro e le braccia lungo il corpo.

ESERCIZIO I

1. Stendete le vostre braccia in avanti, all'altezza delle spalle, con le mani giunte.
2. Oscillate le vostre mani indietro finché siano allineate con le vostre spalle, distese, o anche leggermente indietro se ci riuscite senza fare troppa forza. Tornate prontamente in posizione 1, e ripetete tutto diverse volte. Dovete far oscillare le braccia con un movimento rapido, dinamico e energico. Non vi addormentate durante l'esercizio né pensate al gioco. Tale esercizio è estremamente efficace per lo sviluppo dei muscoli pettorali delle spalle, ecc. In posizione 2 potete migliorare il movimento mettendovi in punta di piedi quando le vostre braccia cominciano ad andare indietro, e tornando giù con i talloni quando riportate le braccia in avanti. Il movimento deve

essere ripetuto ritmicamente, avanti e indietro, come un pendolo.

ESERCIZIO II

1. Stendete le braccia sui fianchi, allineate alle spalle, palmi aperti.

2. Tenendo le braccia in questa posizione, fate dei cerchi con le mani (non troppo grandi) mandando le braccia il più indietro possibile, e senza lasciare che le vostre mani superino il vostro petto quando fate i cerchi. Arrivate fino a circa dodici cerchi. Per un esercizio migliore, inspirate completamente (metodo yogi) e trattenete il respiro durante la realizzazione di diversi cerchi. Tale esercizio sviluppa il petto, le spalle e il dorso. Mettete energia e interesse in quello che fate.

ESERCIZIO III

1. Stendete le braccia davanti a voi, e fate toccare i mignoli in modo che i palmi siano rivolti verso l'alto.

2. Poi, sempre tenendo le dita in contatto, sollevate le mani con movimenti circolari fino a che la punta delle vostre dita arrivino a toccare la somma della parte posteriore del vostro cranio, le mani dorso a dorso, e i vostri gomiti che si allontanano con il movimento fino a (quando le dita toccano il cranio, con i pollici verso dietro) che siano completamente separati ai lati.

3. Lasciate che le dita si posino un attimo sulla sommità della vostra testa, poi spingendo i gomiti indietro (che porta le vostre spalle ad andare indietro) forzate le vostre braccia ad andare indietro con un movimento diagonale fino a che siano di nuovo lungo il corpo, in posizione iniziale.

ESERCIZIO IV

1. Stendete le vostre braccia lungo i fianchi, allineate con le vostre spalle.

2. Poi, tenendo le braccia tese in questa posizione, piegate i gomiti e sollevate gli avambracci con un movimento circolare, fino a che la punta delle vostre dita tocchi dolcemente le vostre spalle.
3. Tenendo le vostre dita così, spingete i gomiti in avanti fino a farli toccare o quasi (con un po' di esercizio riuscirete a farli toccare).
4. Poi, sempre con le dita che toccano le spalle, mandate i gomiti il più indietro possibile. (Esercitandovi riuscirete a farli andare sempre più lontani).
5. Portate i gomiti avanti e indietro, più volte.

ESERCIZIO V

1. Mette le mani sulle anche, i pollici indietro, riportando i gomiti indietro.
2. Piegatevi in avanti a partire dalle anche, il più lontano che potete, tenendo gonfiato il petto e le spalle indietro.
3. Tornate in posizione eretta (con le mani sulle anche) poi piegatevi indietro. Quando fate questi movimenti, non piegate le ginocchia ed andate piano.
4. Poi, (con le mani sempre sulle anche) piegatevi leggermente a destra, tenendo i piedi ben fermi sul terreno, senza piegare le ginocchia e senza contorcervi.
5. Tornate in posizione originale, poi piegatevi leggermente a sinistra, seguendo le istruzioni precedenti. È un esercizio un po' faticoso, fate attenzione a non esagerare all'inizio. Arrivateci piano piano.
6. Con le mani sempre sulle anche, fate un cerchio con la parte alta del corpo, la testa all'estremità del cerchio, ovviamente. Non muovete i piedi e non piegate le ginocchia.

ESERCIZIO VI

1. State dritti, alzate le braccia al di sopra della testa, con i palmi aperti e i pollici che si toccano quando le braccia sono completamente distese: i palmi in avanti, ovviamente.

2. Poi, senza piegare le ginocchia, piegatevi in avanti, a partire dalle anche, e cercate di toccare il suolo con la punta delle vostre dita distese: se non ci riuscite, fate del vostro meglio, e riuscirete rapidamente a realizzare questo movimento in maniera corretta, ma tenete a mente che non bisogna piegare le ginocchia né le braccia.

3. Rialzatevi e ricominciate più volte.

ESERCIZIO VII

1. State dritti, le mani sulle anche, mettetevi più volte sulla punta dei piedi, facendo un movimento elastico. Restate per qualche attimo sulla punta dei piedi prima di tornare giù, poi ripetete il movimento come illustrato precedentemente. Non piegate le ginocchia, e tenete i piedi uno di fianco all'altro. Questo esercizio è molto efficace per sviluppare i polpacci e ai primi tentativi sarete rigidi. Se i vostri polpacci non sono abbastanza forti, ecco l'esercizio che fa per voi:

2. Mani sulle anche, tenete le gambe a circa sessanta centimetri di distanza fra loro, ed abbassatevi per «accovacciarvi», rimanete giù un attimo e tornate in posizione originale. Ripetete tutto più volte, ma non troppe all'inizio perché le vostre cosce saranno un po' indolenzite inizialmente. Questo esercizio vi farà avere cosce muscolose. Quest'ultimo movimento può essere migliorato abbassandosi e rimanendo sulla punta dei piedi invece di stare con i talloni bassi.

ESERCIZIO VIII

1. State dritti, mani sulle anche.

2. Senza piegare le ginocchia, fate oscillare la vostra gamba destra a circa quaranta centimetri (tenendo il vostro piede leggermente girato verso l'esterno, con la pianta dei piedi piatta) poi riportate la gamba indietro fino a che le dita dei vostri piedi puntino sul suolo, sempre tenendo la gamba ben dritta.

3. Ricominciate l'oscillamento avanti e indietro per più volte.

4. Poi fate lo stesso con la gamba sinistra.

5. Con le mani sulle anche, alzate la gamba destra, piegando il ginocchio fino a che la vostra coscia sia perpendicolare al corpo (se riuscite a sollevarla più in alto, fatelo).

6. Riposate il vostro piede a terra e ricominciate con la gamba sinistra.

7. Ripetete più volte, prima una gamba e poi l'altra, inizialmente procedendo lentamente, poi andando sempre più velocemente fino a *trottare* sul posto.

ESERCIZIO XI

1. State dritti, braccia tese davanti a voi, al livello delle spalle, palmi verso il terreno, pollici incrociati e mani che si toccano a livello dei pollici.

2. Piegatevi in avanti al livello delle anche, andando il più avanti possibile, sempre dondolando le braccia in avanti, spingendole verso il basso, indietro e verso l'alto dietro di voi, in modo che quando siete piegati al massimo in avanti, le vostre braccia siano stese indietro, sopra di voi : tenete tese le braccia, e non piegate le ginocchia.

3. Tornate in posizione iniziale e ricominciate.

ESERCIZIO X

1. Stendete le braccia sui fianchi, al livello delle spalle, contraetele senza muoverle tenendo i palmi aperti.

2. Serrate i pugni con vigore e rapidamente.

3. Aprite le mani energicamente, allontanando le dita il più possibile, come un ventaglio.

4. Chiudete e aprite i pugni come descritto sopra, più volte e il più veloce possibile. Mettete energia nell'esercizio. È un ottimo esercizio per sviluppare i muscoli delle mani ed acquisire elasticità delle dita.

ESERCIZIO XI

1. Sdraiatevi sul ventre, stendete le braccia sopra la vostra testa e poi piegatele verso l'alto, le gambe sono stese completamente e sollevatele in aria piegandole indietro. La giusta posizione può essere visualizzata come un piattino poggiato al centro di un tavolo, con i bordi girati verso l'alto.

2. Abbassate ed alzate le gambe e le braccia più volte.

3. Poi, mettetevi sulla schiena, e distendetevi completamente, braccia stese sopra la vostra testa, dorso delle mani che tocca il suolo.

4. Sollevate le gambe fino a farle essere perpendicolari al suolo, come l'albero di un battello, mentre la parte alta del corpo e le braccia restano nella posizione precedente. Abbassate ed alzate le gambe più volte.

5. Tornate al 3, stando stesi sulla schiena, le braccia sopra la testa e il dorso delle mani che tocca il suolo.

6. Alzatevi dolcemente per mettervi in posizione seduta, le braccia tese in avanti al livello delle spalle. Poi sdraiatevi di nuovo lentamente, ripetete il movimento (su e giù) più volte.

7. Poi, tornate sul ventre, ed assumete la seguente posizione : tenendo il corpo dritto dalla testa ai piedi, sollevatevi finché il vostro peso posi sui vostri palmi (braccia stese davanti a voi) ad un'estremità e sulle vostra dita dei piedi all'altra estremità. Poi piegate poco a poco i gomiti, lasciando che il vostro petto si fonda con il terreno, poi sollevate il petto e la parte alta del corpo stendendo le braccia, facendo poggiare tutto il peso del corpo sulle braccia e i piedi. Questo ultimo esercizio è difficile e non bisogna esagerare all'inizio.

Esercizio per ridurre l'addome

Questo esercizio è destinato a chi si imbarazza per una pancia troppo grande, a causa di un eccesso di grasso accumulato in questa zona. Si può ridurre sensibilmente la misura del ventre, effettuando questo esercizio in maniera ragionevole, ma tenete sempre in mente che c'è bisogno di «moderazione in ogni cosa», perciò non fate troppo e non andate troppo veloce. Ecco l'esercizio :

1. Espirate (tutta l'aria dei polmoni senza fare troppa forza) e tirate in dentro il ventre il più possibile, e trattenetelo un attimo prima di lasciarlo tornare in posizione naturale. Ripetete il movimento per un certo numero di volte, poi respirate una o due volte, e fate una pausa. Ripetete più volte, facendo rientrare e sporgere il ventre. È incredibile vedere a che punto è possibile controllare questi muscoli forti con un po' di allenamento. Questo esercizio non solo eliminerà gli strati di grasso che coprono il ventre, ma rafforzerà enormemente i muscoli addominali.

2. Massaggiate e premete bene sul ventre (ma non troppo forte).

Un esercizio di «postura»

Questo esercizio mira ad insegnarvi un modo naturale e grazioso di presentarsi e di camminare, e a farvi perdere l'abitudine di essere «molli» e di trascinare i piedi. Se seguirete assiduamente questo esercizio, avrete un portamento dritto e grazioso. Vi permetterà di reggervi in maniera che ognuno dei vostri organi abbia uno «spazio vitale» sufficiente e che ogni parte del corpo sia perfettamente bilanciata e controbilanciata. Questo metodo, o un altro simile, è seguito dai responsabili militari di molti paesi, affinché o loro giovani soldati abbiano un corretto portamento, ma i vantaggi in questi casi sono contaminati da altre pratiche militari che esercitano una rigidità che si può evitare effettuando unicamente l'esercizio senza manovra militare. L'esercizio è il seguente, seguitelo attentamente:

1. State dritti, i talloni fianco a fianco, le dita dei piedi che puntano leggermente verso l'esterno.

2. Alzate le braccia sui fianchi (con movimento circolare) fino a che le vostre mani si toccheranno sopra la vostra testa, con i pollici in contatto.

3. Senza piegare ginocchia e gomiti, con il corpo dritto (le spalle indietro durante il movimento) abbassate lentamente le mani, con movimento circolare sul fianco fino a raggiungere le gambe, con

solo il mignolo e la «parte» dell'anulare che tocca la vostra gamba, e i palmi in avanti.

4. Il soldato si mette nella giusta posizione toccando le cuciture dei suoi pantaloni con i mignoli.

5. Ripetetelo più volte, sempre andando piano. Con le mani nell'ultima posizione, dopo aver effettuato il movimento illustrato, è difficile mettere le spalle in avanti. Il petto è leggermente gonfiato, la testa alta, il collo dritto, la schiena dritta e leggermente inarcata (in posizione naturale), e le ginocchia dritte. In sintesi, avete una postura ben dritta, perciò *mantenetela*. Vi aiuterà a rimanere in questa posizione, poi, tenendo i mignoli sulle cuciture dei vostri pantaloni, camminate un po'. Un allenamento di questo tipo farà meraviglie su di voi, e rimarrete sorpresi dei vostri progressi. Ma questo richiede pratica e perseveranza: come ogni cosa che valga la pena di essere imparata.

Abbiamo così terminato con il nostro piccolo sistema di esercizi. È semplice e modesto, ma estremamente efficace. Utilizza ogni parte del corpo e se lo seguite con regolarità, ne sarete «trasformati» fisicamente. Praticatelo in maniera assidua e nutrite interesse nella vostra attività. Metteteci la mente e ricordatevi sempre perché svolgete questo lavoro (o questo gioco). Tenete a mente il pensiero di «FORZA E SVILUPPO» quando fate questi esercizi ed otterrete migliori risultati. Non vi esercitate subito dopo i pasti, o appena prima. Non ne fate troppo, cominciate con qualche ripetizione di ogni esercizio poi aumentate poco a poco fino a raggiungere un numero di ripetizioni abbastanza elevato. È meglio svolgere questo esercizio più volte nella giornata (se possibile) piuttosto che volerne fare troppo in una sola sessione.

Il piccolo sistema «culturista» appena presentato vi aiuterà come «lezioni» molto costose fatte individualmente o telematicamente. Hanno resistito alla prova del tempo e sono sempre attuali. La loro efficacia è pari alla loro facilità. Provateli e diverrete forti.

Capitolo 26
Il Bagno Yogi

Non dovrebbe essere necessario consacrare un intero capitolo sull'importanza di lavarsi. Ma nel ventesimo ci sono ancora molte persone secolo che non capiscono praticamente niente al riguardo. Nelle grandi città, il facile accesso ad una vasca ha in qualche modo sensibilizzato le persone ad un uso limitato dell'acqua per lavarsi, ma nelle campagne, e in molte abitazioni urbane, l'igiene corporea non occupa la posizione fondamentale che dovrebbe avere nella quotidianità della popolazione. Pensiamo sia giusto attirare l'attenzione dei nostri lettori sull'argomento e spiegare loro perché gli yogi diano così tanta importanza alla pulizia del corpo.

Allo stato naturale, l'uomo non aveva bisogno di bagni frequenti poiché il suo corpo, allora nudo, si puliva con la pioggia, e gli arbusti e gli alberi si strofinavano sulla sua pelle, ripulendola dalle sostanze accumulate costantemente eliminate dalla pelle. Inoltre, l'uomo primitivo, come gli animali, viveva sempre nei pressi di un corso d'acqua e il suo istinto naturale lo spingeva a bagnarsi di frequente. Ma l'arrivo degli abiti ha cambiato tutto, e l'uomo moderno, nonostante la sua pelle continui ad espellere le sostanze di scarto, non essendo più in grado di eliminarle come prima, le lascia accumulare sulla sua pelle e di conseguenza soffre di disturbi fisici e di malattie. Infatti, un corpo può essere estremamente sporco ma sembrare apparentemente pulito. Molti di voi rimarrebbero scioccati se guardassero con la lente di ingrandimento l'ammasso di detriti che giacciono sulla superficie corporea.

Tutte le popolazioni umane con un po' di cultura e di civiltà curavano la loro igiene corporea. In realtà, possiamo dire che lavarsi fa parte della cultura di una nazione. Più le persone si lavano, maggiore è la cultura. Meno le persone si lavano, meno sviluppata è la cultura. I nostri antenati utilizzavano i bagni in maniera smisurata, allontanandosi dai me-

todi naturali per dedicarsi ad altri estremi come i bagni profumati, ecc.
I greci e i romani fecero del bagno un prerequisito indispensabile per
una vita giusta, e molte delle antiche popolazioni erano assai più avan-
zate al riguardo rispetto alla nostra moderna civiltà. Oggi, i giapponesi
sono i pionieri del mondo per quanto riguarda la riconoscenza dell'importanza del bagno e la sua pratica assidua. Il più povero dei giapponesi
preferirebbe rinunciare al suo pasto piuttosto che rinunciare al bagno.
Se in un giorno caldissimo ci trovassimo in mezzo alla folla in una città
giapponese, non sentiremmo alcun cattivo odore. Si può dire lo stesso
per le folle americane o europee? Per molti popoli, il bagno era, e lo è
ancora oggi, una questione di dovere religioso; i preti, che riconoscono
l'importanza di lavarsi, sapevano che sarebbe stato saggio imporlo alle
masse in questo modo, integrandolo ai loro riti religiosi. Tuttavia gli
yogi, nonostante non lo considerino un rito religioso, praticano l'igiene
corporea come se lo fosse.

Vediamo perché le persone dovrebbero lavarsi. Sono poche le persone
che comprendono veramente il problema e pensano che si tratti solo di
liberarsi della polvere e della sporcizia visibile accumulatasi sulla nostra
pelle. Ma per quanto possa essere importante la pulizia, non è tutto.
Vediamo perché la pelle ha bisogno di essere pulita.

Nel corso di un precedente capitolo, vi abbiamo illustrato l'importanza
di avere una traspirazione normale e come, se i pori della pelle vengono
ostruiti, il corpo divenga incapace di liberarsi delle sue sostanze di scarto. E come fa per eliminarle? Tramite la pelle e i reni. Molte persone
sovraccaricano i propri reni chiedendogli il doppio del lavoro, chiedendogli cioè di occuparsi anche del lavoro che spetterebbe alla pelle; cioè
la natura farà lavorare doppiamente l'organo piuttosto che lasciare un
compito non svolto. Ogni poro è un orifizio di un piccolo canale detto poro di traspirazione che si estende profondamente sulla superficie
corporea. Ci sono circa 3000 piccoli canali in ogni centimetro quadrato
della nostra pelle. Essi secernono costantemente un'acqua detta traspirazione, o sudore, che in realtà è un liquido espulso dal sangue e carico
di impurità e di sostanze di scarto del sistema. Vi ricorderete che il corpo demolisce incessantemente i tessuti e li sostituisce con altri nuovi,

perciò deve sbarazzarsi dei suoi rifiuti proprio come una famiglia deve gettare la propria spazzatura. E la pelle costituisce uno dei mezzi tramite cui vengono evacuati i rifiuti. Tali sostanze, qualora restassero nel sistema, diventerebbero un vivaio abbondante per i batteri, i microbi, ecc., ed è per questo che la natura insiste tanto per liberarsene. La pelle comunque espelle sebo (un film idrolipidico) che serve a mantenere la pelle liscia e morbida.

La pelle stessa subisce in maniera costante grandi cambiamenti strutturali, proprio come ogni parte del corpo. Lo strato superficiale della pelle, spesso detto epidermide, è costituito da cellule effimere regolarmente eliminate e sostituite da cellule giovani che, fra le cellule vecchie, si aprono la strada verso la superficie. Quelle che vengono danneggiate e distrutte formano uno strato di sostanze di scarto sulla superficie della pelle, se non vengono pulite o eliminate. Ovviamente, alcune di esse vengono eliminate dallo sfregamento con i vestiti, ma ne restano moltissime, le quali possono essere eliminate solo con un bagno o con una toeletta.

Nel nostro capitolo sull'utilizzo dell'acqua come idratante interno per l'uomo, vi abbiamo mostrato l'importanza di avere i pori aperti, e la velocità con cui un uomo morirebbe se i suoi pori fossero ostruiti, come è stato dimostrato anche in passato da esperimenti ed avvenimenti. E questo accumulo di cellule danneggiate, di sebo, di traspirazione, ecc., contribuisce in parte all'ostruzione dei pori a meno che il corpo non resti pulito. E di nuovo, questa sporcizia sulla superficie della pelle inviterà i microbi e i batteri volatili a stabilirvisi e a moltiplicarsi. Volete davvero invitare i vostri amici microbi? Qui non stiamo parlando della sporcizia che viene dal mondo esterno (sappiamo già che non ne volete), ma avete già pensato ai rifiuti del vostro sistema, che creano tanta sporcizia quanta quella che viene dall'esterno, e a volte provoca conseguenze ben peggiori?

Tutti dovrebbero lavarsi almeno una volta al giorno. Non asseriamo che sia indispensabile un bagno (nonostante sia estremamente pratico), ma è necessario una buona pulizia. Chi non ha la vasca può ottenere gli stessi risultati usando un asciugamano e un catino: strofinarsi il corpo con un asciugamano umido, poi dopo aver sciacquato l'asciugamano, ripetere una seconda volta.

Il miglior momento per fare un bagno o la toeletta è la mattina presto, appena dopo essersi alzati. Anche di sera va bene. Non lavatevi mai subito prima o subito dopo un pasto. Strofinate bene il corpo con un guanto ruvido, che farà andar via le pelli morte e stimolerà la circolazione. Non fate mai bagni freddi quando avete freddo. Fate un po' di esercizio per riscaldare i vostri muscoli prima di un bagno freddo. Quando vi fate un bagno, inumiditevi sempre prima la testa, poi il petto, prima di entrare nell'acqua e immergere il resto del corpo.

Una delle pratiche preferite degli yogi consiste nello strofinarsi vigorosamente il corpo con le mani dopo aver fatto un bagno freddo, o fresco, invece di usare un asciugamano, e di indossare i propri abiti asciutti essendo ancora un po' umido. Invece di avere freddo, come si potrebbe pensare, si verifica l'effetto inverso, e si avverte una sensazione di calore subito dopo aver indossato i vestiti, tale effetto è accentuato da un esercizio leggero, che gli yogi effettuano sempre subito dopo il bagno. Tale esercizio fisico non è violento, e lo si si interrompe quando lo si sente diffondersi per tutto il corpo.

Il bagno preferito dello yogi, o la toeletta, si fa con l'acqua fresca (e non ghiacciata). Essi si lavano vigorosamente tutto il corpo con le mani, o con un guanto, seguito da una frizione con la mano, *effettuate la respirazione profonda dello yogi quando vi lavate e vi frizionate.* Si fanno il bagno appena alzati, e ad esso fanno seguire un esercizio leggero, come abbiamo appena detto. Quando fa molto freddo, non si immergono, ma si bagnano con un asciugamano e poi si frizionano. Bagnarsi con acqua fresca, come abbiamo detto, si accompagna ad una reazione incredibile, e alla fine del bagno, si avverte una sensazione magnetica sul proprio corpo dopo essersi vestiti. Questi bagni yogi, se li si pratica per un certo tempo, apportano un grande vigore e una grande «robustezza», la nostra carne si rafforza, si rassoda e i «raffreddori» diventano solo lontani ricordi. La persona che pratica questi bagni diventa forte e robusta come un albero, capace di affrontare tutte le condizioni climatiche e tutte le stagioni.

Qui mettiamo in guardia il nostro lettore sul fatto di fare bagni troppo freddi all'inizio. Evitatelo, soprattutto se siete deboli. All'inizio provate un'acqua che abbia una temperatura piacevole, e poi provate con acqua sempre più fredda, poco a poco. Raggiungerete rapidamente una temperatura che sarà giusta per voi, e mantenetela. Ma non strapazzatevi. Questa toeletta fresca e mattutina deve essere un piacere, e non una punizione. Quando avrete capito il «meccanismo», non vorrete più smettere. Vi sentirete bene tutta la giornata. Sentirete un po' freddo quando passerete il guanto umido sul vostro corpo, ma questa sensazione sarà seguita rapidamente da una più piacevole e da una sensazione di calore. Se fate un bagno freddo, invece di strofinarvi, non restate per più di un minuto nell'acqua ed utilizzate le vostre mani per frizionarvi vigorosamente per tutta la durata dell'immersione.

Se effettuerete queste toelette mattutine, non avrete bisogno di frequenti bagni caldi, sebbene un bagno ogni tanto vi farà bene e risulterà piacevole. Strofinatevi bene e mettete i vestiti sulla vostra pelle asciutta (se avete fatto un bagno *caldo*).

Le persone che camminano o stanno spesso in piedi, troveranno molto rilassante fare un pediluvio la sera appena prima di coricarsi, cosa che permetterà una buona notte di sonno.

Tenete a mente ciò che state leggendo in questo capitolo, provate i metodi che suggeriamo, e vedrete come vi sentirete meglio. Dopo un po' di tempo, non vorrete più starne senza.

La toeletta mattutina dello yogi

Il seguente metodo vi darà alcune idee su come ottenere migliori benefici dalla vostra toeletta mattutina. Esso è molto tonificante e fortificante, e godrete dei suoi benefici per tutta la giornata.

Si comincia con un piccolo esercizio che fa circolare il sangue e distribuisce il Prana in tutto il corpo dopo una notte di sonno, e mette il corpo nella migliore condizione per fare un bagno o fare la propria toeletta fredda.

ESERCIZIO PRELIMINARE

1. State dritti in posizione militare, testa dritta, sguardo in avanti, spalle indietro, braccia lungo il corpo.
2. Mettetevi lentamente sulla punta dei piedi, respirate profondamente, senza interruzione e lentamente.
3. Trattenete il respiro qualche secondo, restando in questa posizione.
4. Tornate lentamente in prima posizione, espirando lentamente tramite le narici.
5. Effettuate la Respirazione Purificatrice.
6. Ripetetelo più volte, modificate l'esercizio usando solo la gamba destra, poi solo la sinistra.

Poi, fate il bagno o la toeletta, come abbiamo descritto nelle pagine precedenti. Se preferite la seconda opzione, riempite un catino di acqua fredda (ma non troppo, ad una temperatura stimolante e piacevole che vi risveglierà). Prendete un guanto ruvido, o un asciugamano, ed immergetelo nell'acqua, strizzate la metà dell'acqua. Cominciate dal petto e dalle spalle, poi la schiena, la pancia, le cosce, le gambe e i piedi, strofinate vigorosamente tutto il corpo. Strizzate più volte l'acqua dall'asciugamano dopo averlo passato sul corpo, in modo che un po' d'acqua fresca sia passata su tutto il corpo. Prendetevi una o più pause durante la vostra toeletta, e respirate più volte profondamente. Non abbiate fretta, e lavatevi con calma. Le prime volte sarete un po' scoraggiati dall'acqua fredda, ma poi vi ci abituerete molto velocemente e ci prenderete gusto. Non fate l'errore di usare troppa acqua fredda all'inizio, ma usate acqua sempre più fredda. Se preferite fare un bagno, riempite la vasca d'acqua alla giusta temperatura e inginocchiatevi al suo interno mentre vi strofinate il corpo, poi immergetevi interamente per un po' ed uscite subito.

Dopo la toeletta, o dopo l'immersione, frizionatevi vigorosamente su tutto il corpo con le mani più volte. Le mani umane possiedono cose che non stanno negli asciugamani e nei guanti. Provate e vedrete. Ancora umidi, infilatevi subito i vestiti, e sarete sorpresi nel sentire una scossa per tutto il corpo. Invece del freddo dell'acqua, sentirete una sensazione di calore in tutte le parti del corpo ancora umide che avete vestito. Nei due casi, dopo aver terminato e aver infilato la biancheria, effettuate il seguente esercizio.

ESERCIZIO CONCLUSIVO

1. State dritti, stendete le braccia davanti a voi, al livello delle spalle, i pugni chiusi che si toccano. Dondolate indietro i vostri pugni finché le braccia siano allineate con le spalle sui fianchi (o legger-mente indietro se riuscite a farlo senza sforzi), stirerete la parte superiore del petto. Ripetete diverse volte e fate una pausa.

2. Tornate nell'ultima posizione 1, braccia stese sui fianchi, allineate con le spalle, disegnate un cerchio con i pugni, avanti e indietro, poi nell'altro senso, e fateli girare uno dopo l'altro come le pale di un mulino. Ripetetelo più volte.

3. State dritti, alzate le braccia al di sopra della testa, palmi aperti e pollici in contatto. Poi, senza piegare le ginocchia, cercate di toc-care il suolo con la punta delle dita (se ci riuscite, andate più in là che potete), tornate in prima posizione.

4. Mettetevi in punta di piedi, diverse volte, con movimento elastico.

5. In piedi, separate le vostre gambe di circa sessanta centimetri, ed accovacciatevi dolcemente, rimanete giù per un istante, poi tornate in posizione di partenza. Ripetetelo più volte.

6. Ripetete tutto una volta in più.

7. Terminate con la Respirazione Purificatrice.

Questo esercizio non è complicato come sembrerebbe alla prima let-tura. È infatti una combinazione di cinque esercizi semplici e facili da realizzare. Studiate ed effettuate ogni parte dell'esercizio prima di fare il bagno, e controllate perfettamente ogni parte. Poi, tutto andrà come sulle roulette e questo vi ruberà solo pochi minuti. L'esercizio è molto tonificante ed utilizza tutto il corpo, vi sentirete rinascere se lo effet-tuerete subito dopo il bagno o la toeletta.

La toeletta mattutina della parte superiore del corpo vi procurerà forza e vitalità per il resto della giornata, mentre la toeletta della parte inferiore (tra cui i piedi) di sera, vi placherà per la notte e vi sentirete rinfrescati.

Capitolo 27
L'Energia Solare

Ovviamente, i nostri studenti conoscono a grandi linee i principi fondamentali dell'astronomia. Cioè, sanno che anche nelle parti infinitamente piccole dell'Universo che conosciamo grazie al nostro senso dell'osservazione, e grazie anche all'aiuto di telescopi più performanti, esistono milioni di stelle fisse. Si tratta di piccoli soli, della stessa grandezza e a volte anche più grandi del sole che domina il nostro sistema di pianeti, per cui ogni sole è un centro di energia. Il nostro sole è il maggiore emittente di energia del nostro sistema, il quale è costituito da molti pianeti noti alla scienza, e da altri sempre sconosciuti agli astronomi, di cui il nostro pianeta, la Terra, fa parte.

Come tutti gli altri, il nostro sole libera continuamente energia nello spazio, la quale dinamizza i pianeti circostanti e rende possibile la vita sul loro territorio. Senza i raggi solari, la vita sarebbe impossibile, anche per le forme di vita più primitive che conosciamo. Per la nostra vitalità e forza vitale dipendiamo tutti dal sole. Tale forza, o energia, è ciò che gli yogi chiamano Prana. Il Prana effettivamente è ovunque, ma alcuni centri sono costantemente in attività per assorbire e rinviare questa energia, diciamo per mantenere una corrente incessante. L'elettricità è tutto, ma le dinamo e centri simili sono indispensabili per accumularla e rinviarla sotto una forma più concentrata. Vi è una costante corrente di Prana tra il sole e i duoi diversi pianeti.

Si considera generalmente acquisita (e la scienza moderna concorda) la nozione per cui il sole è una palla di fuoco che brucia, una sorta di fornace gigante, responsabile dell'emissione della luce e del calore che riceviamo. Ma i filosofi yogi hanno sempre un'opinione diversa. Essi insegnano che sebbene la composizione del sole, o piuttosto le condizioni dominanti, siano così diverse dalle nostre codizioni tale che lo spirito umano farebbe molta fatica a farsene un'idea intelligente, tuttavia non è letteralmente una palla di materia in combustione, come lo sarebbe una palla di fuoco o un carbone ardente, e non si tratta neanche di una palla di ferro in fusione. Gli insegnanti yogi non accettano nessuna di queste idee. Al contrario, credono che il sole sia composto in gran parte da alcune sostanze molto simili a quella detta «radio». non dicono che il sole è fatto di radio, ma sostengono da diversi secoli che è composto da diverse sostanze, o forme di materie, dalle proprietà simili a quelle osservate in questa sostanza, che solo recentemente ha attirato grande attenzione in Occidente, scoperta dagli scienziati e denominata radio. Non cerchiamo di descrivere o spiegare cosa sia il radio, ma cerchiamo solo di mostrare che tale sostanza possiede qualità e proprietà che, secondo gli insegnamenti yogi, sono presenti a diversi gradi in molte sostanze che costituiscono la «materia solare». È molto probabile che scopriremo altre sostanze solari su questo pianeta, sostanze simili al radio ma con alcune sfumature.

Tale sostanza solare non è in stato di fusione, o di combustione come diciamo spesso. Ma essa assorbe costantemente una corrente di Prana emanata dai pianeti, la trasforma tramite uno straordinario processo naturale e poi gliela rinvia. Come sanno bene i nostri studenti, l'aria è la sorgente principale da cui estraiamo il Prana, ma l'aria stessa lo riceve dal sole. Vi abbiamo già detto come il cibo che ingeriamo sia pieno di Prana, che estraiamo ed utilizziamo, ma le piante hanno ricevuto questo Prana dal sole. Il sole è l'enorme riserva di Prana di questo sistema solare, ed è anche una potente dinamo che invia continuamente le sue vibrazioni fino ai confini del suo sistema, ravvivando tutto con il suo passaggio e rendendo possibile la vita, ovviamente intendiamo la vita fisica.

Non è opportuno cercare di descrivere in questo libro i fenomeni incredibili che riguardano le funzioni del sole, conosciute dagli insegnanti yogi, e ci avviciniamo a questo argomento solamente affinché i nostri studenti conoscano il sole per ciò che è, e prendano coscienza di ciò che rappresenta per tutte le creature viventi. L'obiettivo di questo capitolo è di sottolineare il fatto che i raggi solari sono pieni di vibrazioni energetiche e di vita che usiamo in ogni momento delle nostre vite, ma sicuramente non nelle giuste proporzioni che sarebbero possibili.

Sembra che i popoli moderni e civilizzati temano il sole, essi oscurano le proprie case, si coprono di spessi abiti per proteggersi dai suoi raggi, scappano da esso. Ricordatevi qui e ora che quando parliamo dei raggi solari, non parliamo di calore. Il calore è prodotto dall'azione dei raggi del sole che entrano in contatto con l'atmosfera terrestre, all'esterno di questa atmosfera (nelle regioni interplanetarie) regna il freddo assoluto poiché i raggi solari non incontrano alcuna resistenza. Quindi, quando vi diciamo di approfittare dei raggi solari, non vi chiediamo di stendervi nel pieno caldo estivo del sole al suo zenit.

Dovete smettere di scappare dal sole. Dovete accettare che il sole entri nelle vostre case. Non avete così paura dei vostri tappeti o della vostra moquette. Non tenete chiuse le vostre stanze più grandi. Non volete che diventino cantine in cui non c'è mai luce. Aprite le finestre la mattina presto, e lasciate che, direttamente o indirettamente, i raggi del sole entrino nella vostra stanza e vedrete che piano piano la vostra casa si riempirà di un'atmosfera sana, energica e vigorosa, prendendo il posto del vecchio ambiente malaticcio, viziato e senza vita.

Mettetevi al sole ogni tanto, non evitate le vie soleggiate, a meno che non faccia veramente troppo caldo, o intorno a mezzogiorno. Prendete il sole qualche volta. Alzatevi qualche minuto prima e andate a mettervi al sole, che restiate in piedi, che stiate seduti o sdraiati, e lasciate che ravvivi tutto il vostro corpo. Se vivete in un logo che ve lo permette, spogliatevi e lasciate che i raggi del sole tocchino il vostro corpo nudo. Se non avete mai provato tali sensazioni, non vi riavrete più dai benefici procurati da un bagno di sole, e dopo vi sentirete fortissimi. Non respingete questo argomento senza accordargli la minima riflessione. Fate alcune esperienze con i raggi solari, e traete i benefici delle vibrazione dirette sul vostro corpo. Se siete anche minimamente deboli, vedrete che sarete sollevati nel far toccare ai raggi solari la parte colpita, o la superficie del corpo che la ricopre.

I raggi solari del mattino sono i più benefici, e coloro che si alzano presto e ne possono godere devono esserne lieti. Circa cinque ore dopo l'alba, gli effetti vitali dei raggi diminuiscono sempre di più fino all'arrivo della notte. Noterete sicuramente che i fiori illuminati dal sole mattutino sono più vigorosi rispetto agli altri che ricevono la luce pomeridiana. Chi ama i fiori sa queste cose, e sa anche che la luce del sole è indispensabile per la salute di una pianta così come lo sono l'acqua, l'aria e un suolo fertile. Studiate un po' le piante, tornate alla natura e imparate le sue lezioni. Il sole e l'aria sono eccellenti tonici, perché non goderne appieno?

Nei capitoli precedenti, vi abbiamo parlato del potere che ha lo spirito di attirare nel sistema una quantità supplementare di Prana, o forza vitale, dei raggi solari, potete aumentarne i benefici adottando un'attitudine mentale appropriata. Mettetevi al sole mattutino, alzate la testa e mettete le spalle indietro, prendete molte boccate d'aria mentre essa si riempie di Prana proveniente dai raggi solari. Lasciate che il sole risplenda su di voi. Poi, date forma all'immagine mentale suggerita dalle seguenti parole, ripetendo tra voi questo mantra (o un altro simile): «Sono bagnato dalla magnifica luce della Natura, ne estraggo la vita, la salute, la forza e la vitalità. Mi rende forte e pieno di energia. Sento il flusso di Prana, lo sento percorrere tutto il moi sistema, dalla testa ai piedi, rendendo più vivo tutto il moi corpo. Amo la luce del sole, e ne ricevo tutti i benefici.»

Esercitatevi quando ne avete occasione e a poco a poco prenderete coscienza del beneficio di cui vi siete privati per tutti questi anni in cui scappavate dal sole. Non vi esponete troppo al sole estivo, in caso di forte caldo, soprattutto verso mezzogiorno. Tuttavia, in inverno e in estate, i raggi mattutini non vi faranno alcun male. Imparate ad amare la luce del sole, e tutto ciò che essa rappresenta.

Capitolo 28
L'Aria Fresca

Il presente capitolo affronta un argomento molto comune, ma non ignoratelo. Se in voi sorge il desiderio di saltare queste pagine, allora siete proprio le persone che hanno bisogno di leggerle e a cui esse sono destinate. Chi ha studiato la questione e ha scoperto qualcosa a proposito dei vantaggi e della necessità dell'aria aperta non ignoreranno questo capitolo, e anche se forse conoscono già ciò che esso contiene, rileggeranno volentieri le informazioni che esso presenta. E se non vi piace l'argomento e volete passare ad un altro, allora ne avete veramente bisogno. Negli altri capitoli di questo libro, abbiamo illustrato l'importanza della respirazione, nei suoi aspetti esoterici ed essoterici. Il presente capitolo non intende riprendere l'argomento della respirazione, piuttosto intende predicare la necessità di aria fresca e della sua abbondanza, un sermone assolutamente necessario per gli Occidentali che vivono in stanze chiuse e case ermetiche, estremamente di moda nei loro paesi. Vi abbiamo parlato dell'importanza di praticare una corretta respirazione, ma non vi servirà a niente se non respirerete aria fresca.

Restare chiusi dentro stanze senza una corretta ventilazione è l'idea più stupida che ci sia, e continuare ad agire in questo modo pur essendo a conoscenza delle funzioni e dell'attività polmonare supera i limiti della ragione umana. Analizziamo rapidamente questo argomento con buonsenso e semplicità.

Sapete che i polmoni espellono costantemente gli scarti del sistema, poiché la respirazione serve da recuperatore per il corpo, la quale trasporta i rifiuti così come i materiali danneggiati ed rigettati da tutte le parti del sistema. Gli orribili materiali eliminati tramite i polmoni sono quasi al pari di quelli evacuati attraverso la pelle, i reni e gli intestini. Infatti, se al sistema non è fornita sufficiente quantità di acqua, la natura affida ai polmoni una parte del lavoro dei reni per liberarsi dei rifiuti tossici del corpo. E se gli intestini non eliminano la giusta quantità di rifuti, la maggior parte del contenuto del colon attraversa il sistema alla ricerca di una via d'uscita e si ritrova ad essere espulsa tramite l'espirazione. Pensateci un attimo, se foste chiusi in una camera ermetica, introdurreste nell'atmosfera di tale stanza più di trenta litri di gas carbonico all'ora, più altri gas tossici. Nel giro di otto ore, ne avrete espulsi duecentoquaranta litri. Quando due persone dormono nella stessa stanza, tale quantità raddoppia. Man mano che l'aria si inquina, continuerete ad inspirare tossine nel vostro sistema, e la qualità dell'aria peggiorerà ad ogni nuova espirazione. Non c'è da stupirsi allora se, al mattino, entrando in una stanza con le finestre chiuse sentirete un'orribile puzza. Non c'è da stupirsi neanche del fatto che vi sentiate nervosi, stupidi, irascibili e scorbutici dopo aver passato la notte in un simile lazzaretto.

Avete già riflettuto sul perché dormiano? È per permettere alla natura di compensare le perdite che abbiamo subìto nel corso della giornata. Non impiegate più energia per lavorare e lasciate che essa si riformi e dia ristoro al vostro sistema affinché l'indomani tutto possa ricominciare. E affinché essa possa svolgere correttamente il suo compito, ha bisogno di un minimo di condizioni normali. Essa si aspetta di ricevere aria con una buona quantità di ossigeno, aria esposta alla luce del sole del giorno precedente e che è stata caricata a sufficienza di Prana. Invece, non le fornite altro che una limitata quantità d'aria, inquinata per metà dai vostri scarti corporei. Non è strano allora che essa svolga la sua azione solo sporadicamente.

Qualsiasi stanza invasa da un fetido odore causato da cattiva aerazione, non sarà un buon luogo per dormire finché non sarà ventilata e riempita di aria fresca. La purezza dell'aria di una stanza deve essere il più possibile simile a quella esterna. Non abbiate paura di prendere freddo. Ricordate che il metodo moderno maggiormente riconosciuto per il trattamento della tubercolosi polmonare richiede al paziente di passare la notte all'aria aperta, che faccia freddo o meno. Copritevi e non vi preoccuperete più del freddo una volta che vi sarete abituati. Tornate alla natura! E ricordate che dormire all'aria aperta non significa dormire in mezzo alla corrente.

Ciò che vale per le camere da letto vale anche per i negozi, gli uffici, ecc. Ovviamente d'inverno si può limitare la quantità di aria esterna da far entrare in casa a causa del freddo, ma è possibile comunque giungere ad un compromesso anche quando il clima è estremamente freddo. Ogni tanto aprite le finestre e lasciate circolare l'aria. Di sera, non dimenticate che le lampade e le candele consumano ossigeno, perciò areate di tanto in tanto. Se leggerete qualche informazione sulla ventilazione la vostra salute non potrà che beneficiarne. Ma anche se non volete approfondire l'argomento, riflettete un po' su ciò che abbiamo appena detto e lasciate che sia il vostro buonsenso a fare il resto.

Uscite un po' tutti i giorni e lasciate che l'aria fresca vi sfiori. Essa è piena di proprietà vitali e curative. Lo sapete e lo avete sempre saputo. Nonostante tutto, rimanete confinati nelle vostre quattro mura seguendo un comportamento diverso da quello previsto dalla Natura. Allora non c'è da stupirsi che vi sentiate male. È impossibile infrangere le leggi della Natura e non subirne le conseguenze. Non abbiate paura dell'aria. La Natura ha voluto darvi la possibilità di farne uso, ed essa è adattata alla vostra natura e ai vostri bisogni. Perciò non fuggite da essa, imparate ad amarla. Mentre passeggiate approfittate dell'aria aperta e pensate: « Sono un figlio della Natura, essa mi fornisce quest'aria perché io la utilizzi, perché io sia robusto e in buona salute, e affinché io resti tale. Respiro la salute, la forza e l'energia. Godo appieno della sensazione dell'aria che mi sfiora e sento i suoi vantaggi. Sono il figlio della Natura e approfitto dei suoi doni.» Imparate ad *apprezzare* l'aria e ne sarete felici.

Capitolo 29
Il Sonno Dolce Rigeneratore Naturale

Tra tutte le funzioni naturali che le persone hanno il dovere di comprendere, sembra che il sonno sia così semplice da non necessitare di alcuna istruzione o consiglio. Il bambino non ha bisogno di spiegazioni sofisticate su quanto sia importante dormire, lui semplicemente *dorme*. E l'adulto farebbe lo stesso se vivesse adeguandosi di più alle intenzioni della natura. Ma ormai egli vive circondato di ambienti talmente artificiali che è diventato pressoché impossibile vivere in maniera naturale. Tuttavia, è possibile fare qualcosa per tornare alla natura, senza prendere in considerazione gli ambienti nocivi.

Di tutte le pratiche stupide adottate dall'uomo nel suo allontanamento dalla natura, le peggiori sono quelle legate al sonno e al risveglio. Egli spreca le ore di sonno che la natura gli ha donato per godere di piaceri e divertimenti sociali, e dorme nelle ore in cui la natura gli offre le migliori opportunità di assorbire vitalità e forza. Il miglior sonno è quello che inizia tra il tramonto del sole e la mezzanotte, e termina alle prime ore successive all'alba, ore in cui si possono svolgere le proprie attività all'esterno e beneficiare della vitalità. Non utilizziamo correttamente queste due fasi e ci stupiamo quando nel bel mezzo della nostra vita (e oltre) ci indeboliamo.

La natura effettua gran parte del suo lavoro di riparazione durante il sonno, ecco perché è così importante dargli l'occasione di farlo. Non vogliamo fissare delle regole del sonno, poiché ognuno ha le sue proprie, questo capitolo non è altro che un suggerimento. Tuttavia, la naturale necessità è di otto ore di sonno.

Dormite sempre in una stanza ben areata, per le ragioni che vi abbiamo illustrato nel capitolo precedente relativo all'aria fresca. Copritevi bene affinché stiate bene, ma non esagerate nel coprirvi, come accade in certe famiglie: è soprattutto una questione di abitudine, rimarrete sorpresi da quante poche lenzuola vi serviranno veramente rispetto a quelle che usate di solito. Non dormite mai con i vestiti che avete portato durante il giorno, non è sano né igienico. Non vi mettete troppi cuscini sotto la testa, uno solo e piccolo è più che sufficiente. Rilassate tutti i muscoli del vostro corpo e lasciate andare la tensione dei nervi, imparate ad «oziare» nel vostro letto, ad avere quella sorta di «apatia» quando siete sotto il vostro piumone. Esercitatevi a non pensare a quanto accaduto durante la giornata quando siete a letto, fatene una regola assoluta e imparerete presto a dormire in buona salute come i bambini. Osservate un bambino addormentato e ciò che fa quando è a letto e provate a seguire il più possibile il suo esempio. Diventate come lui quando vi coricate e cercate di ritrovare le sensazioni della vostra infanzia. Dormirete come lui. Tale consiglio merita di essere inquadrato, poiché se tutti lo mettessero in pratica, la popolazione sarebbe costituita di individui assai migliori.

Chi ha un'idea della vera natura dell'uomo e del suo posto all'interno dell'universo, tenderà di più a ritornare a tale sonno d'infanzia rispetto all'uomo o alla donna ordinari. Esso si sente perfettamente al suo posto nell'universo, è in possesso di questa calma sicurezza e si fida dei poteri regolatori affinché, come il bambino rilassa il suo corpo e rilascia le tensioni del suo spirito, si immerga progressivamente in un sonno tranquillo.

In questa sede, non daremo specifiche istruzioni perché chi soffre d'insonnia ritrovi il sonno. Crediamo che se esse seguiranno i metodi forniti in questo libro per adottare una vita razionale e naturale, dormiranno naturalmente, senza l'aiuto di alcun consiglio particolare. Ma forse è utile darvi uno o due consigli in proposito, per chi si troverà «sulla via». Mettete a mollo gambe e piedi nell'acqua fresca prima di coricarvi, per provocare sonnolenza. A molte persone è risultato utile concentrare lo spirito sui piedi, poiché aumenta la circolazione nelle estremità inferiori e alleggerisce il cervello. Ma prima di tutto, *non provate* a dormire, è la peggior cosa che si possa fare quando si ha veramente voglia di dormire, perché si verificherà l'effetto inverso. Se ci pensate, il miglior modo è di adottare l'attitudine mentale per cui non vi importa se non vi addormentate immediatamente, e per cui siete perfettamente rilassati, ed «oziate» come re, soddisfatti della situazione. Immaginate di essere un bambino stanco, che si sta riposando ed ha sonno, non è del tutto addormentato e neanche del tutto sveglio, provate a visualizzare questa immagine. Non pensate alla notte che giunge, se dormire o meno in quel momento, vivete il momento che sta passando ed approfittate dell'«ozio».

Gli esercizi suggeriti nel capitolo sul Rilassamento vi insegneranno a rilassarvi nella maniera più assoluta, e chi soffre di insonnia probabilmente noterà che ha bisogno di adottare abitudini del tutto nuove.

Tuttavia ci rendiamo conto che non possiamo chiedere a tutti i nostri studenti di dormire come i bambini, né di svegliarsi presto come gli agricoltori. Ci piacerebbe che ciò fosse possibile, ma siamo coscienti del fatto che la vita moderna, e soprattutto la vita nelle grandi città, è molto esigente. Allora tutto ciò che possiamo chiedere ai nostri studenti è di vivere il più possibile secondo le leggi della natura. Per quanto potete evitate i divertimenti notturni e le ore piccole, e provate a coricarvi e a svegliarvi presto quando ne avete occasione. Sappiamo che ciò disturberà la pratica di quelli che voi chiamate «piaceri», ma vi chiediamo di fare una pausa da essi. Presto o tardi, il popolo tornerà ad un modo di vivere più semplice, e le dissolutezze notturne porteranno la stessa etichetta del consumo di stupefacenti, dell'alcolismo, ecc. Nell'attesa che questo avvenga, tutto ciò che possiamo dire è: «fate del vostro meglio per voi stessi.»

Se potete avere un po' di tempo libero nel pomeriggio, o in un altro momento, vedrete che una mezz'ora di rilassamento, o anche una piccola «siesta», farà meraviglie nel rinvigorirvi e nel permettervi di lavorare meglio. Molti uomini d'affari e professionisti brillanti conoscono questo segreto, e spesso accade che quando si dice che sono «molto impegnati per mezz'ora», sono in realtà sdraiati sul loro divano, a rilassarsi, respirando profondamente, e lasciando che la natura li ristori. Riposandosi un po' durante il lavoro, si diventa due volte più produttivi rispetto a quando non si fanno pause né siesta. Pensateci un po', voi Occidentali, e forse sarete più «vigorosi» se introdurrete un po' di rilassamento e una pausa ogni tanto durante il vostro lavoro. Lasciarsi un po' andare permette di riprendersi e di resistere più a lungo.

Capitolo 30
La Rigenerazione

Nel presente capitolo, focalizzeremo in maniera rapida la vostra attenzione su un argomento vitale per la specie umana ma che purtroppo, spesso, non viene considerato seriamente. A causa delle attuali opinioni pubbliche in proposito, non è possibile scrivere liberamente come vorremmo, o quanto sarebbe necessario, poiché tutti gli scritti su tale argomento potrebbero essere giudicati come «impuri», sebbene l'unica intenzione dell'autore sia indubbiamente quella di andare contro le pratiche impure e inappropriate a cui si dedica la popolazione. Tuttavia, alcuni audaci autori sono riusciti ad iniziare il pubblico alla materia della rigenerazione, in modo che la maggior parte dei nostri lettori comprendano perfettamente dove vogliamo arrivare.

Non affronteremo l'argomento essenziale dell'utilizzo della rigenerazione applicato ai rapporti tra i due sessi, poiché per quanto è importante sarebbe necessaria un'intera opera. Inoltre, il presente volume è ben lontano dal poter essere considerato il supporto appropriato per una discussione più approfondita. Comunque diremo qualcosa in proposito. Gli yogi considerano contro natura le lussurie che gli uomini si concedono con le proprie compagne. Per loro, il princicpio sessuale è troppo sacro perché se ne abusi in questa maniera e credono che l'uomo talvolta si trasformi i qualche essere simile alle bestie durante i suoi rapporti sessuali. Tranne una o due eccezioni, gli animali inferiori intrattengono rapporti sessuali con il solo scopo di perpetuare la vita della propria specie, e non conoscono il lato eccessivo di tale pratica, cosa a cui invece l'uomo si dedica e per cui spreca grande quantità di energia.

Tuttavia, nel corso dell'evoluzione, l'uomo ha scoperto nuove funzioni legate al sesso: vi è uno scambio di principi più grandi tra i due sessi, ma che non si produce nei bruti e quando si presentano le forme più materiali della vita umana. Tale scambio è riservato all'uomo e alla donna in possesso di mentalità e spiritualità superiori. I veri rapporti tra marito e moglie tendono ad elevare, a rafforzare e a magnificare i soggetti interessati, mentre un rapporto basato unicamente sulla sensualità tenderà a degradarli, ad indebolirli e ad infangarli. Questa è la ragione per cui ci sono tante discordanze e discordie coniugali quando uno dei due partner raggiunge un livello di pensiero superiore e si rende conto che il suo o la sua partner non riesce a fare lo stesso. Di conseguenza, il loro rapporto si ritrova a livelli differenti e non riescono a trovare nell'altro ciò che cercano. Ecco tutto quello che vogliamo dire su questa parte specifica dell'argomento. Esiste una buona quantità di scritti in proposito che i nostri studenti potranno scoprire chiedendo ai centri delle varie città e agglomerati urbani che dispongono di letteratura di riflessione avanzata. Nel resto di questo breve capitolo, ci accontenteremo di affrontare l'argomento attraverso l'importanza di mantenere una forza e una salute sessuale.

Gli yogi, sebbene vivano vite in cui i veri rapporti tra i due sessi non hanno un ruolo fondamentale, riconoscono e sono sensibili all'importanza di avere apparati genitali in buona salute, anche in relazione al loro effetto sulla salute generale dell'individuo. Quando questi organi si indeboliscono, il sistema fisico ne subisce le ripercussioni e soffre con essi. La Respirazione Completa (descritta in uno dei capitoli precedenti) instaura un ritmo che la natura utilizza per mantenere in uno stato di normalità questa parte importante del sistema, e sarà possibile constatare che grazie ad essa, le funzioni riproduttive si rafforzano e si dinamizzano, e così, viene dato un tono all'insieme del sistema come ripercussione amichevole. Non vogliamo assolutamente dire che sveglierà la passione animale. Gli yogi sono partigiani dell'astinenza, della castità e della purezza *nei* rapporti coniugali, così come fuori dal matrimonio. Hanno imparato a controllare le loro pasioni animali e a sottometterle al controllo dei princìpi superiori dello spirito e della volontà.

Tuttavia, il controllo delle pulsioni sessuali non significa impotenza, e gli insegnamenti dello Yoga poggiano sul fatto che l'uomo o la donna i cui organi riproduttivi sono normali e sani avrà una volontà più forte per controllarsi. Lo yogi crede che la maggior parte delle perversioni di questa meravigliosa parte del sistema provenga da un difetto di salute e sia il risultato più di uno stato morboso dell'apparato riproduttore che di uno stato normale.

Inoltre gli yogi sanno che l'energia sessuale può essere conservata e utilizzata per lo sviluppo del corpo e dello spirito dell'individuo, invece di essere sprecata in lussurie contro natura come è abitudine della grande maggioranza degli ignoranti.

Nelle pagine seguenti, vi presentiamo uno dei migliori esercizi yogi per ottenere questo risultato. Che lo studente voglia o meno seguire le teoria dello Yoga per condurre una vita sana, constaterà che la Respirazione Completa ridona la salute a questa parte del sistema più di qualsiasi altro metodo provato. Ora tenete a mente che stiamo parlando di un normale stato di salute e non di uno sviluppo ingiustificato. Il sensualista penserà che «normale» indichi una diminuzione del desiderio piuttosto che un rafforzamento. L'uomo o la donna indeboliti considereranno «normale» come sinonimo di fortificazione e di scomparsa della debolezza che li aveva afflitti fino a quel momento. Non vogliamo che siano malintesi in proposito a tale argomento. L'ideale dello yogi è un corpo forte in ogni sua parte, controllato da una volontà imperiosa e sviluppata, e animata da ideali superiori.

Gli yogi hanno conoscenze approfondite per quanto riguarda l'uso e l'abuso dei principi riproduttori nei due sessi. Sono trapelati alcuni indizi dell'insegnamento esoterico e sono stati usati su questo argomento da autori occidentali e il risultato è stato positivo. In questo volume, non possiamo discutere di queste teorie, ma attiriamo la vostra attenzione su un metodo grazie a cui lo studente sarà in grado di trasformare la sua energia riproduttiva in vitalità per tutto il sistema, invece di sprecarla e di consumarla dedicandosi alla lussuria. L'energia riproduttiva è un'energia creatrice che può essere impiegata dal sistema ed essere trasformata in forza e vitalità, contribuendo così a fini rigeneratori piuttosto che generatori. Se il giovane occidentale comprendesse i princìpi che sono alla base, si risparmierebbero miserie e dispiaceri, sarebbero mentalmente, moralmente e fisicamente più forti.

Coloro che realizzano questa trasformazione dell'energia riproduttiva, beneficiano di una grande vitalità. Vengono invasi da una grande forza vitale che emaneranno, e diventeranno personalità «magnetiche». Rivolgendosi a nuovi canali, si può trarre un grande vantaggio da tale energia trasformata. La Natura ha concentrato nell'energia riproduttiva una delle più potenti manifestazioni del Prana poiché il suo scopo è quello della creazione. La più grande vitalità di forza vitale è concentrata nello spazio più piccolo. Gli organi riproduttori costituiscono il più potente accumulatore della vita animale, e si può attingere da questa forza ed utilizzarla, ma anche consumarla per le funzioni normali della riproduzione o sprecarla nella lussuria più sfrenata.

L'esercizio yogi per trasformare l'energia riproduttiva è semplice. Esso è accompagnato da una respirazione ritmata e si compie facilmente. La si può effettuare in qualsiasi momento, ma è estremamente raccomandato farlo quando l'istinto si fa sentire di più, e in quel momento, l'energia riproduttiva si manifesta e può essere facilmente trasformata a fini rigeneratori. Lo descriveremo nel prossimo paragrafo. Gli uomini o le donne che svolgono un lavoro intellettuale e creativo, o un lavoro fisico e creativo, potranno usare l'energia creatrice nella loro attività seguendo tale esercizio, attingendo all'energia ad ogni inspirazione e inviandola al momento dell'espirazione. Ovviamente lo studente capirà che non attingiamo e non usiamo il liquido riproduttore in senso stretto, ma un'energia pranica eterica che anima il precedente, l'anima degli organi riproduttori in qualche modo.

Esercizio rigeneratore

Tenete il vostro spirito fisso sull'idea di Energia, e scartate qualsiasi pensiero e fantasma sessuale. Se questi pensieri si insinuano nella vostra mente, non scoraggiatevi, vedeteli piuttosto come manifestazioni di una forza che volete utilizzare con lo scopo di rafforzare il vostro corpo e la vostra anima. Sdraiatevi, immobili, o sedetevi stando ben dritti, e fissate la vostra mente sull'idea di trarre energia riproduttiva verso il Plesso Solare, dove essa sarà trasformata e immagazzinata in qualità di forza di riserva di energia vitale. Successivamente, respirate ritmicamente, formate l'immagine mentale per cui ogni inspirazione attinge all'energia riproduttiva. Ad ogni inspirazione, comandate con la Volontà che l'energia sia estratta dagli organi riproduttivi al Plesso Solare. Se seguite bene il ritmo e la vostra immagine mentale è chiara, vi renderete conto dell'aumento dell'energia e ne avvertirete gli effetti stimolanti. Se volete accrescere la vostra forza mentale, potete trarre l'energia fino al cervello, invece che fino la Plesso Solare. È normale lasciare la testa inclinata in avanti nel corso degli esercizi di trasformazione.

L'argomento della Rigenerazione apre le porte su un vasto dominio di studi, di ricerche e di analisi, e un giorno, troveremo sicuramente auspicabile pubblicare un piccolo manuale in proposito, a tiratura limitata per le poche persone che sono pronte e sono alla ricerca del piacere con le più pure motivazioni, piuttosto che con il semplice desiderio di trovare qualcosa che risponderà alla loro immaginazione e alle loro tendenze perverse.

Capitolo 31
L'Attitudine Mentale

Chi ha studiato gli insegnamenti yogi riguardanti lo Spirito Istintivo e il suo controllo sul corpo fisico (così come l'effetto della Volontà sul primo) si renderà rapidamente conto che l'attitudine mentale di una persona è fortemente legata al suo stato di salute. Attitudini mentali spensierate, gioiose e felici si rifletteranno tramite il normale funzionamento del corpo fisico, mentre stati d'animo cupi, inquieti, paurosi, astiosi, gelosi e collerici avranno ripercussioni sul corpo e creeranno una disarmonia fisica che potrà portare alla malattia.

Sappiamo che una buona notizia, come anche degli ambienti gioiosi, incoraggiano un appetito normale, mentre cattive notizie e ambienti circostanti deprimenti, ecc., ci faranno perdere l'appetito. L'evocazione dei nostri piatti preferiti ci faranno venire l'acquolina in bocca e i brutti ricordi o visioni sgradevoli ci faranno venire la nausea.

Le nostre attitudini mentali si riflettono sul nostro Spirito Istintivo, di conseguenza, siccome questo principio dello spirito controlla direttamente il corpo fisico, capiamo molto velocemente perché lo stato mentale si materializza nell'azione fisica del suo funzionamento.

I pensieri deprimenti hanno un impatto sulla circolazione, che a sua volta tocca tutte le parti del corpo privandole di una corretta alimentazione. Pensieri discordanti distruggono l'appetito che impedisce al corpo di ricevere i nutrienti di cui ha bisogno, e così impoverisce il sangue.

Al contrario, pensieri ottimisti e gioiosi miglioreranno la digestione, aumenteranno l'appetito e aiuteranno la circolazione, agiranno infatti come un tonificante generale del sistema.

Molte persone pensano che questa nozione secondo cui lo spirito influenzerebbe il corpo non è altro che una teoria frivola elaborata dagli occultisti e da coloro che si interessano alle diverse branche della terapia mentale. Ma basta dare uno sguardo agli archivi delle ricerche scientifiche per constatare che questa teoria poggia su fatti ben stabiliti. Più volte, sono stati fatti esperimenti con lo scopo di provare che il corpo è molto ricettivo all'attitudine mentale o alle credenze: alcune persone sono state rese malate e altre sono state guarite tramite semplice autosuggestione o grazie alle suggestioni di altri, che in realtà erano solo forti stati d'animo.

Se siamo sotto l'effetto della collera la saliva si trasforma in veleno, quando una mamma si arrabbia o si spaventa molto il latte materno diventa tossico per il neonato. I succhi gastrici smettono di defluire liberamente quando una persona è depressa o impaurita. Esistono migliaia di esempi di questo tipo.

Dubitate del fatto che una malattia possa essere provocata da pensieri negativi? Leggete queste testimonianze di specialisti occidentali:

«In alcune regioni africane da qualsiasi tipo di collera o dispiacere intenso scaturirà quasi inevitabilmente una febbre.» — Sir Samuel Baker, in *British and Foreign Medico Chirurgical Review*.

«Il diabete provocato da un trauma psichico brutale è un perfetto esempio di malattia fisica di origine mentale.» — Sir B. W. Richardson, in «Discourses.»

«In molti casi, ho avuto ragione di credere che il cancro risultasse da un'angoscia persistente.» — Sir George Pages in «Lectures.»

«Sono sorpreso dal numero di pazienti colpiti da cancro al fegato al primo stadio che spiegano la loro cattiva condizione di salute dovuta ad un lungo periodo di angoscia o di dispiacere. Il numero di casi raccolti è troppo grande perché si tratti di semplice coincidenza.» — *Murchison*.

«La maggior parte dei casi di cancro, in particolare i cancri al seno e al collo dell'utero, sono sicuramente dovuti all'ansia.» — Docteur Snow, nella rivista medica *The Lancet*.

Il dottor Wilks riferisce di casi di itterizia provocati da problemi mentali. Nel *British Medical Journal*, il dottor Churton evoca un caso di itterizia scaturito da ansia. Il dottor Makenzie presenta diversi casi di anemia perniciosa in seguito ad un trauma. Hunter afferma che «l'eccitazione emotiva è considerata da molto tempo un'interessante causa di angina pectoris.»

«Uno stress mentale sostenuto provoca eruzioni cutanee. Tutti questi casi, così come il cancro, l'epilessia e le manie causate da problemi mentali, sono dovuti a predisposizioni. Stupisce che la questione dell'influenza psichica sulle malattie fisiche sia stata così poco studiata.» — *Richardson*.

«I risultati dei miei esperimenti mostrano che stati emotivi collerici, maligni e depressivi avviano la generazione di composti nocivi, di cui alcuni estremamente tossici. E che al contrario, emozioni gradevoli e gioiose favoriscono la generazione di composti chimici con valore nutritivo che incoraggiano la produzione di energia delle cellule.» — Elmer Gates.

Nel suo celebre studio sulle malattie mentali, ecc., redatto molto prima che l'Occidente si interessasse alla «guarigione mentale», il dottor Hack Tuke descrive diversi casi di malattie scatenate dalla paura, tra cui fra le tante la demenza, la stupidità, la paralisi, l'itterizia, l'imbianchimento dei capelli e la calvizie prematura, le carie, problemi all'utero, l'erisipela, l'eczema e l'impetigine.

Quando le malattie contagiose sono frequenti in seno alle comunità, è stato dimostrato ampiamente che la paura è all'origine di un gran numero di questi casi e porta anche alla morte di molti pazienti che erano stati colpiti anche solo in maniera lieve. Ciò si spiega senza difficoltà con il fatto che le malattie contagiose hanno più probabilità di colpire una persona debole, debolezza che, inoltre, è provocata dalla paura e dalle emzioni della stessa famiglia.

Molti ottimi libri sono stati scritti su tale argomento, quindi è inutile dilungarci su questa parte. Ma prima di passare ad altro, i nostri studenti devono prendere coscienza della verità dell'affermazione spesso ripetuta: «Il pensiero si materializza tramite l'azione», e che i problemi mentali si ripercuotono a livello fisico.

Tutta la filosofia dello Yoga tende ad instaurare nei soi studenti un'attitudine mentale calma, tranquilla, forte e impavida che si riflette, ovviamente, sul loro stato fisico. Per queste persone, uno stato mentale calmo e impavido è assolutamente naturale e non gli richiede alcuno sforzo. Ma coloro che non hanno ancora raggiunto tale calma mentale, possono trarre un miglioramento enorme tenendo a mente l'idea di una buona attitudine mentale, ripetendo spesso le parole: «ALLEGRO,

GIOIOSO E FELICE,» e riflettendo sul loro senso. Sforzatevi di materializzare queste parole in azione fisica, ne trarrete grande giovamento sia mentale che fisico, e preparerete il vostro spirito ad accettare verità di alto livello spirituale.

Capitolo 32
Farsi Guidare dallo Spirito

Quest'opera aveva l'unico scopo di trattare le cure del corpo fisico, poiché le altre branche superiori della filosofia Yoga sono affrontate in altre opere. Ma siccome il principio fondatore degli insegnamenti Yoga è inestricabilmente legato alle branche minori dell'argomento e poiché esso ha così tanta importanza nella vita quotidiana degli yogi, per noi è impossibile, nei confronti dei suoi insegnamenti e per i nostri studenti, concludere senza fare qualche accenno a questo principio fondamentale.

Secondo la filosofia dello Yoga, come i nostri studenti sanno sicuramente, l'uomo si evolve e si sviluppa lentamente, dalle forme e le manifestazioni più basse fino alle espressioni superiori e ancora più alte dello Spirito. Lo Spirito è in tutti gli uomini, benché esso spesso rimanga nascosto, preso nello stato della sua natura primaria, al punto da divenire quasi invisibile. Fa anche parte di forme di vita inferiori, operando e cercando instancabilmente forme superiori di espressione. Gli involucri materiali di questa vita in continua evoluzione (dei corpi minerali, vegetali, animali e umani) non sono altro che strumenti utili ad un migliore sviluppo dei principi superiori. Tuttavia, sebbene l'utilizzo del corpo materiale sia di breve durata, e che il corpo stesso sia solo come una tuta che si infila e che poi si toglie, lo scopo dello Spirito malgrado tutto è sempre di fornire e di tenere uno strumento nel miglior stato possibile. Esso mette a disposizione il miglior corpo possibile e sprona a condurre una vita sana ma, se per ragioni che non diremo qui, lo spirito si ritrovasse con un corpo imperfetto, i principi superiori farebbero comunque tutto il possibile per adattarsi e conformarsi a quest'ultimo per trarne il meglio.

L'istinto di sopravvivenza, una pulsione che dimora in tutti gli esseri viventi, è una manifestazione dello Spirito. Esso si carica delle forme più primitive dello Spirito Istintivo, così come anche di molteplici livelli più elevati, fino al raggiungimento delle manifestazioni più superiori di tale principio psichico. Esso compare ugualmente attraverso l'Intelletto forzando l'uomo ad utilizzare le sue capacità di riflessione per conservare la sua integrità fisica e restare in vita. Ma, purtroppo, l'Intelletto si occupa solo delle proprie questioni poiché, non appena prende coscienza di sé, inizia ad immischiarsi nei doveri dello Spirito Istintivo e ad oltrepassare l'istinto di quest'ultimo. Esso impone al corpo qualsiasi tipo di stile di vita anomalo e sembra volersi allontanare il più possibile dalla natura. È come un bambino libero dagli obblighi dei genitori, che farebbe tutto il possibile per mettersi contro i consigli e i modelli che gli avrebbero inculcato solo per provare la sua indipendenza. Ma il ragazzo si rende conto della sua stupidità e fa marcia indietro, proprio come l'Intelletto.

L'uomo inizia a comprendere che c'è qualcosa in lui che si occupa dei bisogni del suo corpo e che lo conosce molto meglio di quanto non si conosca egli stesso. Nonostante tutto il suo Intelletto, l'uomo è incapace di reiterare le prodezze dello Spirito Istintivo che opera nel corpo vegetale, animale o nel suo. Impara a contare su questo principio psichico come fosse un amico, e a dargli carta bianca per compiere i suoi obblighi. Attualmente, con lo stile di vita che l'uomo ha deciso di adottare nel corso delle sue evoluzioni, e a partire da cui presto o tardi ritornerà verso i principi fondamentali, per lui è impossibile vivere una vita del tutto naturale e perciò è condannato ad un'esistenza fisica più o meno anomala. Ma lo spirito di sopravvivenza e di adattamento della natura è potente, riesce lo stesso a cavarsela con questo enorme handicap e a realizzare qualcosa di estremamente migliore di quanto previsto date le abitudini di vita e le pratiche insensate e ridicole proprie dell'uomo civilizzato.

Tuttavia non bisogna dimenticare che man mano che l'uomo si eleva, e che lo Spirito Istintivo inizia a svilupparsi, acquista un non so che di simile all'istinto, detto Intuizione, che lo riconduce alla natura. È possibile constatare l'influenza di tale coscienza che nasce dalla notevole tendenza in crescita di questi ultimi anni a tornare ad una vita naturale e semplice. Cominciamo a ridere delle forme, delle convenzioni e dei modi assurdi che abbiamo svluppato con la nostra civilizzazione e che, se non ce ne sbarazzeremo, forzerà la civilizzazione stessa ad accasciarsi su se stessa.

L'uomo o la donna il cui Spirito Istintivo è in corso di sviluppo non si piaceranno più in questa vita e in questi costumi artificiali, e scopriranno una forte tendenza al ritorno verso principi di vita, di pensiero e di azione più semplici e naturali. Si irriteranno davanti alle costrizioni e alle ipocrisie a cui l'uomo si è assoggettato nel corso dei secoli. Sentiranno dall'istinto la necessità di tornare alle proprie origini : «dopo tanti anni, torniamo a casa.» Allora l'Intelletto reagirà e, prendendo coscienza delle sue idiozie, si sforzerà di «liberarsi» e di tornare alla natura, realizzerà allora ancora meglio i propri compiti poiché lascerà agire liberamente lo Spirito Istintivo senza intralciarlo.

L'insieme della teoria e della pratica dello Hatha yoga poggia sulla nozione di ritorno alla natura, sulla credenza che lo Spirito Istintivo dell'uomo conosce ciò che lo manterrà in buona salute. Di conseguenza, chi applica i suoi insegnamenti imparerà subito a «liberarsi» e a vivere nella maniera più naturale possibile nell'artificialità della nostra epoca. Questo libro si consacra a mostrarvi le vie e i metodi della natura affinché possiamo ritornarvi. Non vi abbiamo insegnato una nuova dottrina, ma via abbiamo semplicemente invitato a seguirci sulla retta via da cui ci eravamo allontanati

Non siamo indifferenti al fatto che per l'uomo o la donna occidentali sia molto più difficile adottare una modalità di vita naturale mentre l'ambiente che li circonda li spinge nella direzione opposta. Ciò nonostante, è possibile per tutti andare ogni giorno un po' verso questa direzione per sé stessi e per gli altri ; si vedrà come sorprendentemente, uno dopo l'altro, abbandoneremo le nostre vecchie abitudini artificiali.

Nel nostro capitolo finale, vogliamo insistere sul fatto che possiamo essere guidati dallo Spirito nel corso della nostra vita fisica, ma anche mentale. Possiamo dargli fiducia senza riserva perché ci guidi quotidianamente sulla retta via e anche per questioni più complicate. Abbiamo fiducia nello spirito, ci renderemo conto che i nostri vecchi appetiti spariranno (i nostri gusti anomali non avranno più ragione di esistere) e ameremo vivere una vita più semplice che allora prenderà tutta un'altra dimensione.

Non bisogna provare a dissociare la sua credenza nelle indicazioni dello Spirito con la sua vita fisica, poiché lo Spirito è onnipresente e si manifesta sia nel fisico (o piuttosto attraverso esso) che negli stati dello spirito più elevati. Si può mangiare e bere con lo Spirito, ma si può anche pensare con esso. Non ditevi: «questo è spirituale mentre quest'altro no,» perché, in fin dei conti, tutto è spirituale.

Infine, se volete godere al meglio della vostra vita fisica (avere uno strumento che sia perfetto e adattato per l'espressione dello Spirito), vivete la vostra vita affidandovi completamente al lato spirituale della vostra natura. Prendete coscienza che lo Spirito che è in voi è un barlume del Fuoco Divino, una goccia dell'Oceano dello Spirito, un raggio di Sole Centrale. Prendete coscienza che siete immortali, in continua evoluzione, in continuo sviluppo, in continua rivelazione. Ogni giorno vi avvicinate al vostro scopo superiore, la cui natura esatta non può essere compresa dall'uomo nel suo stato attuale a causa della sua imperfetta visione mentale. Ogni giorno dobbiamo andare più avanti e più in alto. Facciamo tutti parte della grande Vita che si manifesta tramite un'infinità di forme e di aspetti. NE facciamo tutti parte. Se solo potessimo avere la minima idea di ciò che significa, ci apriremmo ad una tale abbondanza di Vita e vitalità che i nostri corpi sarebbero, in pratica, trasformati e si manifesterebbero nella loro perfezione. Visualizziamo tutti l'idea del Corpo Perfetto e proviamo a vivere in modo da prendere la sua forma fisica, e potremo riuscirci.

Abbiamo tentato di presentarvi le leggi in vigore nel corpo fisico, in modo che possiate rispettarle il più possibile, che vi possiate opporre almeno all'onda di questa grande vita e energia che cerca solo di attraversarci. Torniamo alla natura, miei cari studenti, e lasciamo che la grande vita ci attraversi liberamente, e tutto andrà per il meglio. Smettiamola di voler fare tutto da soli, lasciamo che la cosa AGISCA per noi. Essa richiede solo la nostra fiducia e la nostra collaborazione, diamole una possibilità.

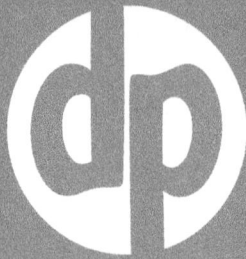

Discovery Publisher is a multimedia publisher
whose mission is to inspire and support personal
transformation, spiritual growth and awakening. We
strive with every title to preserve the essential wis-
dom of the author, spiritual teacher, thinker, healer,
and visionary artist.

www.ingramcontent.com/pod-product-compliance
Lightning Source LLC
Chambersburg PA
CBHW031159270326
41931CB00006B/340